怀孕，
我想知道的

苏秋梅◎著

U0287354

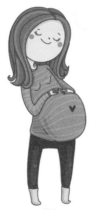

浙江出版联合集团

浙江科学技术出版社

图书在版编目（CIP）数据

怀孕，我想知道的 / 苏秋梅著. —杭州：浙江科学技术出版社，
2017.6

（准妈妈的怀孕指南）

ISBN 978-7-5341-7526-8

Ⅰ.①怀… Ⅱ.①苏… Ⅲ.①妊娠期－妇幼保健－基本知识

Ⅳ.①R715.3

中国版本图书馆CIP数据核字（2017）第057996号

怀孕，我想知道的

苏秋梅 著

责任编辑：王巧玲　仝　林		**责任印务**：田　文	
责任校对：马　融		**特约编辑**：鹿　瑶	
责任美编：金　晖		**美术编辑**：吴金周	

出版发行：浙江科学技术出版社

地址：杭州市体育场路347号

邮政编码：310006

联系电话：0571-85170300转61704

图书策划：日知图书（www.rzbook.com）

印　　刷：北京艺堂印刷有限公司

经　　销：全国各地新华书店

开　　本：720×1000　1/16

字　　数：180千字

印　　张：12

版　　次：2017年6月第1版

印　　次：2017年6月第1次印刷

书　　号：ISBN 978-7-5341-7526-8

定　　价：39.90元

◎如发现印装质量问题，影响阅读，请与出版社联系调换。

怀孕是孕育生命的神奇历程，无比神圣。

而怀孕的40周中，没有一天不重要，也没有一件事是小事。每一位孕育着小天使的准妈妈都希望安稳度过这人生中非常重要的40周，更希望腹中的胎宝宝能健康成长。所以，准妈妈在怀孕过程中，多听专业医师的指导非常重要。

本书以妊娠40周为主线，告诉准妈妈每一周的自身变化、胎宝宝的生长发育状况以及在生活中准妈妈需要注意的事项，并解答准妈妈遇到的各种疑惑，为准妈妈提供合理的营养方案或指导，全方位地细心呵护准妈妈和胎宝宝一起成长。

孕育宝宝不是准妈妈一个人的事，准爸爸也应该积极参与进来，照顾好准妈妈并尽量跟胎宝宝做"沟通"。为此，本书特别整理了"准爸爸40周陪护必修课'爱'在宝宝出生前"，帮助准爸爸照顾好最爱的两个人。

除此之外，文中还配有幽默、活泼的插图和"贴心小提示"，让准妈妈轻松、快乐地阅读。

最后，我衷心祝福每一位准妈妈、新妈妈都能快乐、幸福，祝每一个小宝宝都能顺利降生，健康聪明。

苏秋梅

目录 >>>

Contents

孕1月 生命的开端，妈妈准备好了

第1周 宝宝还在"史前期"
10 准妈妈小课堂
10 胎宝宝小课堂
11 提前3个月开始营养储备
11 孕前应接种疫苗
12 如何推算预产期
12 做好孕前检查，走好备孕第一步

第2周 子宫里来了新房客
14 准妈妈小课堂
15 胎宝宝小课堂
15 怀孕初期的饮食指导
16 初次怀孕要注意
17 怎样选择合适的医院
17 准妈妈要多吃豆类食品

第3周 吃亦有道，学习怎么吃最健康
18 准妈妈小课堂
18 胎宝宝小课堂
19 准妈妈不宜饥饱不一
20 准妈妈进食不宜狼吞虎咽
20 准妈妈哼唱也是胎教
20 准妈妈发热危害大
21 准妈妈感冒怎么办

第4周 到底怀孕几周了
22 准妈妈小课堂
22 胎宝宝小课堂
23 准妈妈应少吃刺激性食物

24 如何确认怀孕几周了
24 怀孕第1个月的注意事项
24 流产的预防措施有哪些
25 准妈妈要谨防宫外孕
26 准妈妈吃水果要科学

孕2月 刮开中奖彩票，你终于来了

第5周 "吐"并快乐着
28 准妈妈小课堂
28 胎宝宝小课堂
29 5种饮食方案缓解孕早期恶心、呕吐
30 正确认识孕吐
31 怀孕期间，烧心怎么办
31 怀孕期间，有时嗜睡，有时失眠，怎么办

第6周 准爸爸成了危险人物
32 准妈妈小课堂
33 胎宝宝小课堂
33 准妈妈应注意摄入足够的热量
34 孕早期不宜过性生活
34 哪些药物准妈妈不能用

第7周 再见，高跟鞋
36 准妈妈小课堂
36 胎宝宝小课堂
37 准妈妈适当补充含铁的食物
37 准妈妈做家务时的注意事项
38 准妈妈不要穿高跟鞋
38 上班途中如何避免呕吐症状

39　准妈妈应该回避的工作

第8周 肚子疼，一级戒备

40　准妈妈小课堂

40　胎宝宝小课堂

41　准妈妈主要营养素的食品来源

41　孕早期腹痛要小心

43　腹部胀痛是不是流产先兆

43　怀孕第2个月的注意事项

44　如果出现阴道流血怎么办

44　准妈妈洗衣服要小心

孕3月 宝贝，你要健康哦

第9周 素面朝天也很美

46　准妈妈小课堂

46　胎宝宝小课堂

47　怀孕第3个月的饮食原则

47　孕期为什么不能用某些化妆品

48　准妈妈做B超会影响胎宝宝发育吗

49　怀孕后得了乙肝怎么办

第10周 第一次产检，激动又紧张

50　准妈妈小课堂

50　胎宝宝小课堂

51　准妈妈饮食状况会影响宝宝未来的寿命

51　电视机、电脑的辐射会影响胎宝宝吗

52　怎样定期进行产前检查

52　骨盆大小对分娩影响大

53　高龄准妈妈B超检查胎宝宝颈项透明层

第11周 绒毛吸取术是个啥？

54　准妈妈小课堂

54　胎宝宝小课堂

55　准妈妈一定要吃早餐

55　工作的准妈妈必须注意的问题

56　为什么提倡准妈妈边怀孕边工作

56　什么是绒毛吸取术

57　绒毛吸取术的优点

57　绒毛吸取术的危险性

第12周 衣橱大换血

58　准妈妈小课堂

58　胎宝宝小课堂

59　准妈妈不宜吃油条

59　准妈妈不宜多吃方便面

59　准妈妈不宜多吃巧克力和山楂

60　准妈妈开车要谨记

60　准妈妈内衣穿着有学问

60　准妈妈着装要宽松

61　准妈妈不可以戴隐形眼镜

61　准妈妈快乐，胎宝宝才能更健康

62　做个干净、漂亮的准妈妈

孕4月 第一次感受到你的存在

第13周 营养均衡是头等大事

64　准妈妈小课堂

64　胎宝宝小课堂

65　最易忽视的营养素

66　准妈妈要注意适量补钙

66　准妈妈洗澡忌时间过长

67　准妈妈可以洗桑拿浴吗

67　准妈妈不宜长期使用电风扇与空调

第14周 胎宝宝是个拇指天使

68　准妈妈小课堂

68　胎宝宝小课堂

69　妊娠中期乳房护理

69　准妈妈不宜拔牙

69　语言胎教，陪胎宝宝聊聊天

70　语言胎教的形式和方法

第15周 唐氏综合征？糖氏综合征？

71　准妈妈小课堂

71　胎宝宝小课堂

72　准妈妈吃蒜有讲究

72　什么是母血筛检唐氏综合征

73　您是否需要做母血筛检

73　母血筛检正常还会不会生下唐氏综合征患儿

74 妊娠期常做的化验项目

第16周 睡觉姿势有讲究

75 准妈妈小课堂

75 胎宝宝小课堂

76 准妈妈应适量摄入维生素B₁₂、维生素C

76 准妈妈不宜长时间仰卧或右侧卧

77 准妈妈腹泻治疗要小心

78 准妈妈不宜睡席梦思床

78 怀孕第4个月的注意事项

孕5月 惊喜与困难共存

第17周 与便秘做斗争

80 准妈妈小课堂

80 胎宝宝小课堂

81 准妈妈应该吃两个人的饭吗

81 准妈妈的最佳零食

81 准妈妈应预防感染

82 准妈妈怎样预防便秘

83 准妈妈患痔疮应保守治疗

第18周 羊膜穿刺术？其实不可怕

84 准妈妈小课堂

84 胎宝宝小课堂

85 准妈妈不可暴饮暴食

85 什么是羊膜穿刺术

86 哪些准妈妈可以考虑做羊膜穿刺术

87 准妈妈体重定检很重要

87 该去医院做尿液检查了

第19周 胎动，感受你的存在

88 准妈妈小课堂

88 胎宝宝小课堂

88 孕中期不宜营养过剩

89 准妈妈营养不良影响胎宝宝大脑发育

89 胎动明显了

90 准妈妈的情绪与胎动

第20周 胎宝宝适合平静生活

92 准妈妈小课堂

92 胎宝宝小课堂

93 怀孕第5个月的营养重点

93 准妈妈不宜吃冷饮

94 孕中期准妈妈尽量不出远门

94 准妈妈不宜去拥挤的场合

孕6月 怀孕就得讲究吃

第21周 第一次"排畸"

96 准妈妈小课堂

96 胎宝宝小课堂

97 妊娠中期准妈妈穿衣有讲究

97 准妈妈居室不宜摆放的花草

98 准妈妈要保证适量的有氧运动

98 什么是大畸形筛查

99 遗传筛查的方法

第22周 准妈妈的带球运动

100 准妈妈小课堂

100 胎宝宝小课堂

100 准妈妈不宜过量食用海带

101 适合孕中期的几种运动

102 准妈妈游泳好处多

102 妊娠期运动的注意事项

103 孕中期保健操

第23周 补钙的正确方式

104 准妈妈小课堂

104 胎宝宝小课堂

105 准妈妈不宜节食

106 补钙的正确方式

107 准妈妈不过过多进行日光浴

第24周 警惕可怕的妊娠期糖尿病

108 准妈妈小课堂

109 胎宝宝小课堂

109 怀孕第6个月的营养需求

110 准妈妈腹泻如何治疗

110 准妈妈不可乱抹的外用药

111 妊娠期糖尿病的饮食原则

112　准妈妈验尿能准确验出糖尿病吗
112　糖尿病对母体及胎宝宝有什么影响

孕7月 宝贝的"房间"越来越小

第25周 准妈妈有暴脾气
114　准妈妈小课堂
114　胎宝宝小课堂
115　准妈妈为什么爱发脾气
116　影响准妈妈睡眠的七大因素
116　妊娠斑的处理和妊娠纹的预防
117　准妈妈的衣服要勤洗
117　准妈妈的衣服防虫蛀不能用萘丸

第26周 血压，你怎么了？
118　准妈妈小课堂
118　胎宝宝小课堂
118　准妈妈喝水有学问
119　如何预防妊娠期高血压的发生
119　妊娠期高血压对胎宝宝有什么影响
120　妊娠期高血压具体划分情况
120　哪些准妈妈容易发生妊娠期高血压
120　妊娠期高血压对准妈妈有什么危害
121　如何治疗妊娠期高血压

第27周 安安稳稳睡好觉
122　准妈妈小课堂
122　胎宝宝小课堂
123　性格胎教
123　音乐胎教
124　大自然的熏陶胎教
125　形体美学胎教
125　准妈妈睡午觉很重要

第28周 肿了，怎么办
126　准妈妈小课堂
126　胎宝宝小课堂
127　孕晚期矿物质的补充很重要
127　准妈妈不可大量服用鱼肝油
128　准妈妈吃核桃好吗
128　妊娠水肿的调理
129　准妈妈不宜吃热性香料
129　准妈妈羊水过多怎么办
129　准妈妈羊水过少怎么办
130　准妈妈摔跤了怎么办

孕8月 对肥胖说NO

第29周 做个好皮肤的孕美人
132　准妈妈小课堂
132　胎宝宝小课堂
133　孕晚期饮食应荤素搭配
134　孕晚期要尽量避免性生活
134　孕晚期阴道出血主要原因
134　双胎妊娠的注意事项
135　准妈妈长青春痘怎么办

第30周 肚子越大，心情越好
136　准妈妈小课堂
136　胎宝宝小课堂
137　教胎宝宝数数
138　刺激胎宝宝的大脑和神经系统发育
138　妊娠晚期准妈妈的心理调节

第31周 胎教进行时
140　准妈妈小课堂
140　胎宝宝小课堂
141　准妈妈不宜喝纯净水
141　怀孕第8个月的营养重点
142　怀孕第8个月的图形胎教
142　怀孕第8个月的故事胎教
142　怀孕第8个月的识字胎教
143　"踢肚游戏"胎教法
143　看电视是胎教吗

第32周 找上门来的"小毛病"
144　准妈妈小课堂
144　胎宝宝小课堂
145　真菌性阴道炎反复发作要"戒糖"
145　准妈妈不宜吃腌制的蔬菜

145 此时预防早产很重要
146 缓解准妈妈腰背痛的方法
147 准妈妈半夜腿抽筋怎么办
147 准妈妈皮肤过度瘙痒怎么办
148 准妈妈患阴道炎怎么治疗

孕9月 胎宝宝随时有可能出来

第33周 准妈妈成了厕所常客
150 准妈妈小课堂
151 胎宝宝小课堂
151 妊娠33周准妈妈的营养重点
151 妊娠晚期准妈妈的最佳睡眠姿势
152 妊娠晚期准妈妈为什么会出现胃灼热
152 妊娠晚期准妈妈尿频怎么办
153 妊娠晚期准妈妈为何会气喘
153 妊娠晚期准妈妈漏尿怎么回事

第34周 超声波给宝宝拍写真
154 准妈妈小课堂
155 胎宝宝小课堂
155 绿豆是准妈妈的理想食品
155 孕晚期准妈妈的心理问题
156 孕晚期心理保健小课堂
156 孕晚期应该做哪些检查

第35周 轻松对付"脐带绕颈"
158 准妈妈小课堂
158 胎宝宝小课堂
159 孕晚期准妈妈更要注意按时用餐
159 脐带绕颈怎么办
159 准妈妈爱穿准爸爸的衣服
160 准妈妈突然头痛怎么办

第36周 警惕早产迹象
161 准妈妈小课堂
161 胎宝宝小课堂
162 怀孕第9个月的营养需求
163 怀孕第9个月的饮食原则
163 阳光胎教
163 触摸胎教

164 神奇的音乐胎教不可少

孕10月 世界，我来了

第37周 停止工作，安心待产
166 准妈妈小课堂
166 胎宝宝小课堂
167 孕晚期准妈妈何时停止工作
167 早期破水及预防
168 孕晚期乳头护理的注意事项
169 孕晚期乳房保健的注意事项

第38周 我叫"不紧张"
170 准妈妈小课堂
170 胎宝宝小课堂
170 几种消除分娩时肌肉紧张的方法
171 妊娠晚期会出现的情况
172 临产前的营养要求
173 能清火的食物并不是都可以多吃

第39周 是不是宝宝要出来了？
174 准妈妈小课堂
174 胎宝宝小课堂
175 增加产力的饮食宜忌
175 临产前感冒怎么办
176 食姜饭、饮姜茶为生产打气
177 准妈妈临产情绪胎教
177 临产前聊天胎教

第40周 天使即将降临
178 准妈妈小课堂
178 胎宝宝小课堂
178 产前均衡营养，储备能量
179 妊娠晚期准妈妈做动静操
179 准妈妈临产前体力准备
180 临产5忌
180 产前的注意事项
181 过期妊娠及自我监测
181 不要随便注射催产针

**182 准爸爸40周陪护必修课
"爱"在宝宝出生前**

PART

01

孕1月

生命的开端，妈妈准备好了

第1周　宝宝还在"史前期"

🌸 准妈妈小课堂

要度过40周的妊娠期，准父母要有充分的心理准备，学会调整自己的健康状况和情绪，还应该每天补充0.4毫克叶酸，为迎接小天使、为家庭增添新成员而接受延续生命的心理挑战。准妈妈对自己要有充分的信心，并学会经常对自己说"加油"！

为了准妈妈和宝宝的健康，准妈妈需要学习很多知识，从本周开始实施"育儿计划"，建议阅读相关知识，为自己制订一个详细的怀孕计划。怀孕后，准妈妈在生理、心理上会发生很多变化，生活上要有相应的调适措施；还需详细了解自己的生理周期和怀孕的生理征兆，了解营养、饮食常识；阅读关于孕期保健和胎宝宝生长发育的书籍，了解科学孕育知识；也可以找新妈妈们交流相关经验，以便对胎宝宝在准妈妈体内的生长发育过程做到胸有成竹。

🌸 胎宝宝小课堂

按照国际通用的40周孕期计算法，女性怀孕前最后一次月经来潮的一周被视为妊娠第1周。排卵期前夕，卵巢中约有20个卵泡在同时发育，会有一个发育得比别的快，在第一轮的竞争中淘汰其余"对手"脱颖而出，然后会被释放出卵巢，前往输卵管去等待与精子相会，成为受精卵。

提前3个月开始营养储备

备孕爸妈可以提前3个月开始营养储备，在这个阶段不仅要保证各种营养的均衡摄入，保持良好的饮食习惯和科学的饮食结构，更要注意适当补充一些营养素，以最佳的身体状况迎接新生命的到来。

备孕期间女性在保证营养的同时，也要注意不能营养过剩。体重超重或肥胖是妊娠、分娩的不利因素，也是妊娠期高血压综合征、妊娠期糖尿病的危险因素。因此备孕妈妈在备孕期间的饮食应做到营养丰富但不过量，避免引起肥胖。另外，对微量营养素的补充也要适量，过量摄入易对母婴造成危害。

孕前应接种疫苗

病毒时刻都有可能侵袭准妈妈和胎宝宝，所以准妈妈要做好事前准备，即接种疫苗。目前，中国还没有为准妈妈设计的专门的防疫计划，但专家一般建议准妈妈最好接种以下两种疫苗：

风疹疫苗

风疹病毒可以通过呼吸道传播，在孕早期患有风疹的准妈妈中，约有25%会出现先兆流产、流产、胎死宫内等严重后果，有的甚至可能导致胎宝宝出现先天畸形、先天性耳聋等。在妊娠初期感染风疹病毒，医生多半会建议准妈妈终止妊娠。而预防孕期风疹的最好办法就是孕前接种风疹疫苗。

乙型肝炎疫苗

中国是乙型肝炎的高发地，目前被乙型肝炎病毒感染的人群高达10%左右，而母婴垂直传播又是乙型肝炎病毒的重要传播途径之一。一旦胎宝宝感染乙型肝炎病毒，他们中的85%～90%会发展成为慢性乙肝病毒携带者，其中有25%在成年后会转化成肝硬化或肝癌患者，所以一定要及早预防。

❀ 如何推算预产期

从末次月经的第1天起，如果末次月经在1～3月份，产月等于月份加9；若末次月经在4月以后的月份，产月等于月份减3，预产日期等于天数加7。例如：某准妈妈的末次月经为2016年12月3日，产月为（12－3）月＝9月，日期为（3＋7）日＝10日，则该准妈妈的预产期为2017年9月10日。

贴心小提示

忘记末次月经，也可推算预产期

如果忘记了末次月经日期，预产期可用以下方法推算。

1.根据早孕反应出现时间来推算。早孕反应在闭经6周左右出现，预产期是出现反应日期加34周。

2.根据胎动出现的日期来推算。预产期是出现胎动日期加20周。

3.按妊娠早期妇科检查时子宫大小来推算。

4.按B超检查结果来推算。

❀ 做好孕前检查，走好备孕第一步

想要生一个健康的宝宝，孕前检查非常重要。孕前检查主要是针对生殖系统和遗传因素所做的检查。孕前检查最好在怀孕前3～6个月进行。备孕爸妈都要进行一次孕前检查，这样才可以了解自己身体的血液、尿液、肝功能、染色体等的情况，及早发现问题并及早治疗，保证正常受孕、优生优育。

备孕妈妈各项孕前检查时间

1.全身体格检查。检查时间在孕前任何时间。

2. 血常规（血型）。静脉抽血，检查时间在孕前2~3个月。

3. 尿常规。检查时间在孕前3个月。

4. "优生四项"。静脉抽血，检查时间在孕前3个月。

5. 肝功能。静脉抽血，检查时间在孕前3个月。

6. 染色体。静脉抽血，检查时间在孕前3个月。

7. 胸部透视。检查时间在孕前3个月。

8. 生殖系统。检查时间在孕前任何时间。

9. 妇科内分泌全套。检查时间在孕前任何时间。

备孕爸爸各项孕前检查时间

1. 全身体格检查。检查时间在孕前任何时间。

2. 血常规、血糖和血脂。静脉抽血，检查时间在孕前2~3个月。

3. 尿常规。检查时间在孕前3个月。

4. "优生四项"。静脉抽血，检查时间在孕前3个月。

5. 肝功能和乙肝表面抗原。静脉抽血，检查时间在孕前3个月。

6. 染色体。静脉抽血，检查时间在孕前3个月。

7. 胸部透视。检查时间在孕前3个月。

8. 泌尿生殖系统。检查时间在孕前任何时间。

9. 内分泌。检查时间在孕前任何时间。

10. 精液分析。检查时间在孕前任何时间。

第2周　子宫里来了新房客

⚙ 准妈妈小课堂

在女性的一生中，虽然可以拥有十万个以上的卵泡，但能够发育成熟并排出的卵子只有400～500个。

女性从12～14岁卵巢发育成熟后开始排卵，一般每月排出一个成熟卵子，如果这个卵子与精子结合，便会成为受精卵，受精卵如果在子宫内着床，就会发育成胚胎。如果卵子没有受精，则会随经血排出体外。到下一个月经周期，卵巢就会再次排出一个成熟的卵子。一个健康、成熟的卵子直径约0.1毫米，可以算得上人体内最大的细胞。

卵巢虽然与输卵管很近，但却不直接与输卵管相连接，卵子从卵巢排出后，可能直接落入输卵管，也可能先落入腹腔，再进入输卵管。

本周，准妈妈的卵巢中有近20个卵子在充满液体的卵泡内同时发育，其中会有一个卵子长得比其他卵子都要快，一旦成熟后卵泡囊破裂，释放出卵子。于是，其余卵泡和卵子便会萎缩并且死亡。

由于身体情况的差异，每位女性的月经周期长短略有差异。但无论周期是多少天，排卵都会发生在周期结束前的14天左右。

一般来说，卵子在排出后的15～18小时内受精，最有利于生成强壮的受精卵。

❀ 胎宝宝小课堂

成熟的精子很小，约0.05毫米长，形状像蝌蚪。精子依靠尾部的摆动，向前移动，其平均速度为35微米/秒。成熟的精子从男性生殖器排出的过程叫射精。男性每次射精一般能排出2～5毫升精液，内含1～2亿个精子。

决定胎宝宝性别的性染色体分为X染色体和Y染色体两种。女性产生的成熟卵子只有X染色体，而男性产生的成熟精子有的含有X染色体，有的含有Y染色体。如果卵子和含Y染色体的精子结合，胎宝宝就会发育成男孩儿，染色体结构为XY；如果卵子与含X染色体的精子结合，胎宝宝就会发育成女孩儿，染色体结构为XX。

❀ 怀孕初期的饮食指导

在怀孕初期的第0～4周，由于胚胎幼小，准妈妈的进食量和所需营养素与怀孕前基本相似。准妈妈每天最低营养需要大致包括200克主食、40克以上蛋白质(相当于50克瘦肉+2个鸡蛋)，在此基础上配以优质蛋白质，如猪瘦肉、肝脏、牛奶、鸡肉、蛋类、鱼类等。同时，准妈妈要注意补充维生素C，多吃菠菜、猕猴桃等新鲜绿叶蔬菜、水果和豆类制品。

这段时间准妈妈应注意多吃些容易消化、清淡、少油腻、少辛辣的食物。

准妈妈可将每日饮食调整为少量多餐，每天加两三次辅食，辅食量不宜过多。准妈妈在每天清晨早孕反应严重时，可以尽量吃一些烤面包、馒头片、粥等易消化的食物，多饮水。准妈妈要努力保持心情舒畅，克服恶心、呕吐等妊娠反应，坚持进食。

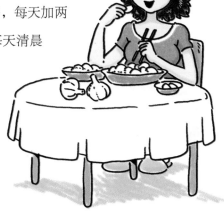

贴心小提示

准妈妈不能吃的四种鱼

鱼肉中蛋白质含量丰富，远远高于肉类，且属优质蛋白质，易消化。鱼还含有丰富的维生素A、维生素D，其中矿物质含量也较高。鱼肉不仅可以预防心血管疾病，而且有利于胎宝宝神经系统的发育。因此，准妈妈应多吃鱼。然而，不同种类的鱼体内会积聚着不同量的汞，汞是一种对人体有害的天然元素。因此，美国食品和药物管理局提醒准妈妈及计划怀孕的妇女，要避免吃鲨鱼、鲭鱼王、旗鱼及方头鱼，因为这四种鱼中汞含量非常高。

汞进入准妈妈体内之后，可能会破坏胎宝宝的中枢神经系统，影响大脑发育。过量的汞还会影响胎宝宝脑部神经发育，导致将来学习能力有缺陷，并出现智力发育迟缓等后遗症。

初次怀孕要注意

初次怀孕的女性在身体和心理上都会发生一连串的变化。因为是第一次怀孕，准妈妈自己往往还浑然不觉，而且若是原本没有生育的计划，或是根本不了解身体的反应，以致误食药物或疏忽了生活上的一些细节，极有可能对胎宝宝和母体产生不良的影响。

就身体反应而言，怀孕初期准妈妈可能会有类似感冒的症状，若胡乱买成药吃，不仅不能达到治疗的目的，还可能会生出畸形儿。所以平日在任何情况下准妈妈都不要任意服用成药，最安全的办法是去看医生，找出病因。如果感觉身体不适，准妈妈不要勉强做剧烈运动或在此时远游，以免造成意外流产。

❁ 怎样选择合适的医院

准妈妈选择医院时，要考虑以下几点：

首先，最好选择一级以上的医院。其次，如果伴有异常或出现严重并发症的准妈妈，最好能选择综合性医院。再次，考虑居住的位置，医院最好离住所较近，检查较方便。

现将妇产医院和综合性医院的优势分析如下：

专业性较强的妇产医院

从硬件和医生专业技术水平上来说，妇产医院因产妇多、每日分娩量大，医生和助产士的经验更丰富、技术更娴熟，所以比一般综合性医院更为专业。在专业的妇产医院，产妇们所得到的饮食及护理照料也更专业，妇女、幼儿服务设施齐全，新生儿出生后，还可以接受按摩抚触和新生儿游泳训练。另外，一些中型妇产医院所配置的妇产科医疗器械比一般大型综合医院更齐全，比如孕期的B超检查、唐氏筛查等所需医疗器械。

综合性医院的优势

科室齐全、各科专业人员较多、技术水平高是综合性医院最大的优势。对于那些原来就有慢性病或容易出现异常并发症的准妈妈来说，在综合性医院各门诊科室会诊和处理病情比较方便。

❁ 准妈妈要多吃豆类食品

豆类是重要的健脑食品，如果准妈妈能多吃些豆类食品，将对胎宝宝的成形及胎宝宝大脑发育十分有益。

准妈妈应经常喝豆浆或与牛奶交替食用。豆腐也是豆制品的一种，其蛋白质含量占35.3%，脂肪含量占19%，100克豆腐中含钙120毫克，因此，豆腐是非常好的健脑食品，准妈妈可以适当多吃，但高龄产妇要咨询医生后再食用。

吃亦有道，学习怎么吃最健康

🌸 准妈妈小课堂

卵子排出后在输卵管中的寿命只有12～36小时，并且通常在排出的24小时内受精能力最强。男性每次射精时，射出的精子平均近2亿个，而能够遇到卵子的只有几百个，卵子会选择其中一个作为伙伴，一起形成受精卵，开始漫长的孕育过程。

其余精子或被阴道的酸性环境所破坏，或被子宫内的净化细胞吞噬掉，或进错了输卵管，或虽然进对了地方却没有遇到卵子，或遇到了卵子却没有被选中。女性体内的卵子只有在输卵管壶腹部与精子结合才能算成功受精。

🌸 胎宝宝小课堂

卵子在输卵管壶腹部受精后，由于输卵管中纤毛和肌肉的运动，受精卵渐渐向子宫方向移动，4～5天后到达子宫腔。之后，受精卵会分泌分解蛋白酶，它有破坏子宫内膜的作用，能在内膜表面造成一个缺口，使受精卵逐渐向内层侵蚀植入，植入后内膜上的缺口很快就得到修复，把受精卵包裹在子宫内膜之中，这就是受精卵的着床过程，也是囊胚的形成过程——由一个细胞合子分裂成多个细胞，成为一个总体积不变的实心细胞团，称桑胚体。

胚胎将由上万亿个细胞组成，此时，组成胎宝宝的细胞可分为两大类，一种称为体细胞，如肌肉细胞、骨骼细胞、神经细胞；另一种叫作生殖细胞，即精细胞和卵细胞。

准妈妈不宜饥饱不一

有的准妈妈担心吃得过多会导致胎宝宝过大、过重，不利于分娩，或忧虑发胖增重，影响产后身材，于是会有意识地节食。如果营养物质的摄入受到人为限制，准妈妈会抵抗力下降，易患多种妊娠并发症，还会体力下降，不利于日后分娩。还有的准妈妈由于妊娠反应的干扰，不愿吃饭，可能准妈妈本人并不觉得饥饿，但实际上其身体需要补充更多营养，否则会对胎宝宝生长发育很不利。

同样，有的准妈妈暴饮暴食，吃得过饱会造成肠胃功能紊乱。一次吃得过多，人体大量的血液就会集中到胃里，造成胎宝宝供血不足，影响胎宝宝生长发育。也有的准妈妈长期饮食过量，这样不但会加重准妈妈的胃肠负担，而且会造成胎宝宝发育过大，导致分娩时难产。

所以，准妈妈对饮食要有节制，注重饮食种类的调剂和营养素摄入的均衡，这会更加有益于自身和胎宝宝。

贴心小提示

准妈妈饮食，烹饪方法要得当

根据准妈妈的口味变化，日常饮食采用煮、蒸、炒、焖、炖等烹饪方法最合适，也可以用凉拌的方法满足她们口味的清淡要求。最好不要用油炸、油煎、火烤等烹饪方法，因为这些方法会使食物加热的温度过高，破坏许多营养素。

✿ 准妈妈进食不宜狼吞虎咽

准妈妈进食是为了充分吸收营养，保证自身和胎宝宝的营养需要。准妈妈进食切忌狼吞虎咽。人体会将食物的大分子结构变成小分子结构，从而有利于消化、吸收。这种变化过程是靠消化液中的各种消化酶来完成的。人在进食时，慢慢咀嚼食物可以促进消化液的分泌，这对人体摄取食物营养非常有利。因咀嚼食物而分泌的胃液比食物刺激胃肠而分泌的胃液数量更大，分泌持续时间更长。可见，咀嚼食物对消化液的分泌起着重要作用。吃得过快，食物就嚼得不够精细，进入胃肠道后，食物与消化液接触的面积就会缩小，从而影响食物与消化液的混合，导致相当一部分食物中的营养成分不能被人体吸收。此外，有时食物咀嚼不够，还会加大胃的消化负担或损伤消化道黏膜，使消化液分泌减少，从而使人易患肠胃疾病。

✿ 准妈妈哼唱也是胎教

孕3周时，准妈妈就可以哼歌给胎宝宝听了。准妈妈经常唱歌，对胎宝宝而言，相当于一种胎教，可为其提供重要的记忆印象，不仅有助于胎宝宝的生长发育，也有益于智力发育，能使胎宝宝获得感觉与感情上的双重满足。准妈妈的歌声会给胎宝宝机体带来物理振动，这种振动中饱含着母爱，对胎宝宝感情的激发有促进作用。准妈妈心情愉悦也很重要，因为这会使准妈妈产生腓肽效应，这些"快乐"神经因子有利于胎宝宝发育。

✿ 准妈妈发热危害大

胎宝宝在母体内发育，尽管有子宫保护，但也不是安全无患，常常受到来自外界的干扰。其中，准妈妈因感染而高热，可直接危害胎宝宝的正常发育。科学家指出，高热是致人类先天性畸形的原因之一。

过去，人们错误地认为流感病毒和治疗药物是造成先天性畸形发生率升高的因素。实际上，畸形儿是由母亲发生各种感染性疾病而高热造成的，而且高热在妊娠早期对胎宝宝危害更大。准妈妈高热程度越高，持续时间越长，重复次数越多，畸形儿出现率就越高。

胎宝宝的神经细胞在妊娠早期繁殖旺盛，并易受损伤，准妈妈的一次高热可使胎宝宝8%～10%的脑细胞受到损伤，损伤后的脑细胞由胶质细胞来充填，这些细胞无神经细胞功能，所以胎宝宝会表现出脑发育迟缓。高热也同时损伤胎宝宝的其他器官，造成千奇百怪的畸形儿。由此可知，凡是能够使准妈妈体温升高的一切因素都能影响腹中胎宝宝的生长发育，最终导致畸形儿。因此准妈妈一旦体温升高，应立即就诊，解除高热，治疗原发病。另外，平时准妈妈还应注意预防一切发热性疾病，以保母婴平安。

✿ 准妈妈感冒怎么办

感冒大多是由病毒引起的呼吸道传染病。准妈妈患感冒时应及时控制感染，轻度感冒者应多喝开水，注意休息和保暖，按医嘱吃一些清热、抗病毒的感冒药；重度感冒者则应立即采取措施，避免持续发热，尤其是高热，并在医生指导下服用一些解热镇痛药。

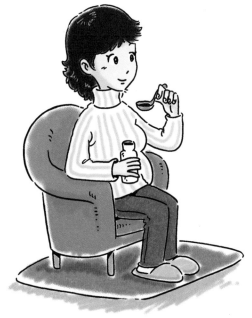

第4周　到底怀孕几周了

🌸 准妈妈小课堂

受精卵着床发生在受精后的第7~8天，此时称作囊胚。囊胚植入以后会迅速发育。

到妊娠第1个月末，子宫比妊娠前略增大、增厚，子宫体由扁形变为圆形，子宫大小似鸭蛋。

有部分女性会出现类似感冒的症状，在没有任何原因的前提下出现低烧、发冷现象，不用为此过度担心，过几天这种症状会自动消失。

🌸 胎宝宝小课堂

植入过程开始时，胚胎黏附在母体子宫的表面，这样它就可以得到保护，并从子宫血管里吸取所需的氧气和营养。

胚胎细胞植入过程完成后，会生长得十分迅速。胚胎期的胚芽是一个能为自身创造环境的独立个体。到妊娠第1个月末时，准妈妈腹部隆起，胚胎呈椭圆形，其中间是心脏原基，虽然它还不具有心脏的形状，但已经有活力，在轻轻地跳动。本周末，胎体血循环初步建立，脐带、胎盘形成，胎宝宝的肝脏开始发育，眼、鼻、耳原基出现。

卵子与精子相会、受精的时候，都只是一个单细胞。在受精以后短短的266天中，受精卵通过分裂和分化迅速发育形成身体各个器官。其中仅脑细胞就多达1000亿个，尤其是在妊娠初期，胚胎细胞分裂的速度相当惊人。

❀ 准妈妈应少吃刺激性食物

有些女性喜欢食用带点辣味的食品，适当食用可以起到促进食欲及血液循环的作用，但准妈妈不宜过量食用这类刺激性食物。

首先，辛辣物质会随着母体的血液进入胎宝宝体内，给胎宝宝造成不良影响。

其次，辛辣食物容易消耗肠道水分，抑制胃、肠腺体分泌，造成肠道干燥，可能引起消化功能紊乱，如胃部不适、消化不良、便秘等。

再次，肠道发生便秘后，准妈妈必然会用力解便，使腹压增加，从而易发生痔疮。

怀孕本身就会影响准妈妈的消化功能和排便，如果准妈妈始终保持着进食辛辣食物的习惯，一方面会加重准妈妈的消化不良、便秘或痔疮的症状；另一方面也会影响准妈妈对胎宝宝营养的供给，甚至增加分娩的困难。因此，女性在计划怀孕前3~6个月就应尽量少吃辛辣食物，怀孕早期更不可食用。

贴心小提示

动物类食物补铁效果最佳

许多植物类食物中的铁含量不低，但是其补血效果不佳。这是因为植物类食物中铁存在的形式不利于人体消化和吸收。再者，植物类食物中还有一些不利于无机铁消化和吸收的物质。与之相比，动物类食物中的铁在消化和吸收的过程中受到干扰的因素较少，所以，动物类食物的补铁效果较好。

✿ 如何确认怀孕几周了

通常，第1次产检是确定有无怀孕，以及确定怀孕周数。医学上习惯从怀孕前最后一次月经来潮的第1天开始计算怀孕周数。例如，最后1次月经是1月1日，到了2月5日检查确定怀孕，共36天，故算作怀孕5周零1天。平常月经周期很规律的人，月经周数即等于怀孕周数，但对月经时早时晚的人而言，单以最后一次月经计算周数，误差可能很大，此时便需求助产科医生。

✿ 怀孕第1个月的注意事项

怀孕1个月的准妈妈一般身体不会有特别不适的感觉，相对后期还是比较轻松的，但这个时期是胎宝宝发育的重要时期，准妈妈要特别注意以下几件事情：

首先要确定是否怀孕，如果停经了，要马上去看妇产科医生。一旦确定怀孕，并计划要孩子，要好好安排今后的工作和生活。不要盲目使用药物并少到人多拥挤的地方。适当地进行户外活动，调整好心情，保持愉快的心境。回家后尽可能早些休息，缓解疲惫的感觉。

✿ 流产的预防措施有哪些

妊娠早期，胚胎对各种有害或不良因素十分敏感，如某些药物、放射线、化学物质的侵害，细菌、病毒的感染以及体内内分泌激素水平的异常或某些营养物质的缺乏等，这些都可使胚胎发育产生缺陷，从而导致自然流产。有些流产属于无法预防的流产，也就是说，不论以何种方法都不能避免其发生流产。而其中绝大部分的自然流产都是由于胚胎不健全所致，这些萎缩变形的卵泡有60%～70%是因为染色体异常或受精卵本身有问题，这类受精卵长到某种程度后即会萎缩，从而发生死胎、流产。此时，准妈妈不要太难过，因为这是人类生殖过程中自然淘汰和优生选择的结果。

准妈妈应当了解流产的预防措施：

1.计划在适孕年龄生产，不要当高龄产妇。

2.注意营养均衡，补充维生素与矿物质。

3.养成良好的生活习惯，起居要规律，学会缓和情绪、缓解工作压力。

4.改善工作环境，避开所有的污染物质。调整好居室的环境，保持居室通风。

5.黄体期过短或黄体素分泌不足的妇女，最好在月经中期和怀孕初期补充黄体素。

6.若患有内科合并疾病，应先积极治疗，最好等病情得到控制或稳定一段时间以后再考虑怀孕。

7.习惯性流产的妇女（自然流产超过3次以上）应该进行详尽的检查，包括妇科B超检查、血液特殊抗体监测、内分泌荷尔蒙测定和夫妻双方血液染色体分析等。

✿ 准妈妈要谨防宫外孕

正常妊娠时，受精卵着床于子宫内膜。当受精卵于子宫体腔以外着床时，称为异位妊娠，习称宫外孕。宫外孕是妇产科常见的急腹症之一，若不及时诊断和治疗，可危及生命。但实际上，宫外孕和异位妊娠的含义稍有差别。宫外孕是指子宫

宫外孕的临床表现主要有以下几个方面

停经	多数患者有6~8周的停经史。
腹痛	输卵管妊娠患者发生输卵管破裂或流产前，常表现为一侧下腹部隐痛或有酸胀感；发生输卵管破裂或流产时，患者突感下腹部撕裂般疼痛，并伴恶心、呕吐，随后疼痛扩散至全腹，并出现肛门坠胀及排便感。
阴道流血	常有不规则的阴道流血，量少于月经量，可有蜕膜排出。
晕厥和休克	由于腹腔急性内出血及剧烈腹痛，轻者出现晕厥，严重者出现失血性休克。

以外的妊娠，不包括宫颈妊娠；而异位妊娠则包括输卵管妊娠、卵巢妊娠、腹腔妊娠、阔韧带妊娠及宫颈妊娠。输卵管妊娠常见于过去曾患有子宫内膜炎和输卵管炎或人工流产后造成输卵管炎的女性。以前没有患过子宫和输卵管发炎病症的女性在初次妊娠时一般不会出现宫外孕现象。

✿ 准妈妈吃水果要科学

怀孕0～4周时，准妈妈多吃水果对自己和胎宝宝都有很大的好处。

水果中富含维生素，经常食用水果的人，体内就不会缺乏各种维生素。更重要的是，这对胎宝宝大脑的发育很关键。因为细胞的生长和分裂需要一些天然有机化合物以促成细胞合成，其需要量虽然不大，却是维持生命必不可缺的。这种特殊物质就是维生素，它起着氧化还原作用。

维生素大量存在于动、植物中，但大部分食物一般都是加热后再食用的，加热会使其中的维生素损失非常严重，而水果一般是洗净后去皮生吃，可最大限度地保存维生素。但是，准妈妈不能把水果当作正餐来食用，因为尽管水果营养丰富，但并不全面，尤其是对于供给子宫、胎盘及乳房发育来说，其中的蛋白质和脂肪含量更是不足。同时，用水果来代替蔬菜，会减少不溶性膳食纤维的摄入，容易诱发便秘。

那么，孕期该如何科学食用水果呢？

首先，水果的补充，每天最多不要超过500克，尽量选择含糖量低的水果，不要无节制地食用西瓜等高糖分水果；其次，水果中含有可发酵碳水化合物，因此食用后最好漱口；再次，饭后立即食用水果会造成胀气和便秘，因此，食用水果宜在饭后2小时或饭前1小时；最后，进食水果一定要注意饮食卫生，生吃水果前必须洗净外皮，不要用菜刀削水果，避免将寄生虫虫卵带到水果上。

另外，对于那些非常喜欢吃水果的准妈妈，最好在怀孕第24～28周时去医院进行血糖测定，随时监控，避免妊娠期糖尿病的发生。

PART

02

孕 2 月
刮开中奖彩票，你终于来了

第5周　"吐"并快乐着

准妈妈小课堂

　　本周胚胎开始发育，无数绒毛的血管合起来形成三条大血管：一条动脉、两条静脉。三条血管通过脐带与胎宝宝相连。一些深入到子宫内膜组织间的绒毛，遇到小血管，便产生一些蛋白溶化物质，使血管壁受到破坏。绒毛从母体血液中攫取营养物质，并把胚胎体内的废物排入母体血液中。这叫作母体和胚胎间的物质交换。

胎宝宝小课堂

　　包围着胎宝宝的羊膜囊由两层组成，内层被称为羊膜，外层被称为绒毛膜。绒毛膜提供组织以形成胎盘。发育到胎龄3周左右的胎芽，大小刚刚能用肉眼看到，从外表上看身体是二等分（头部非常大，约占身长的一半），头部直接连着躯体，有长长的尾巴，形状很像小海马。

　　这时的胚芽还看不出是人体胎芽还是其他动物胎芽，胳膊、腿大体上出现，但因太小还看不清楚。胚芽表面被绒毛组织（细毛样突起组织）覆盖着，不久后该组织将形成胎盘。此时脑、脊髓等神经系统，血液等循环器官的原型（形成基础的组织）几乎都已出现。

　　细胞在胚胎内部移动并形成内胚层、中胚层及外胚层三层组织。胎宝宝的所有细胞及组织都将由这三层组织形成。内胚层将形成腺体、肺的内层、舌头、扁桃体、尿道、副腺体、膀胱及消化道。中胚层将形成肌肉、骨骼、淋巴组织、脾脏、血细胞、心脏、肺，以及生殖系统和排泄系统。外胚层将形成皮肤，指甲，头发，眼睛晶状体，内耳、外耳的内层，鼻子，嘴唇，肛门，牙齿釉质，脑下垂体，乳腺及神经系统的所有部分。

● 5种饮食方案缓解孕早期恶心、呕吐

孕吐是早孕反应的一种常见症状，其形式和程度可随准妈妈的个体差异而有所区别。准妈妈在怀孕1个多月或第5周的时候会出现挑食、偏食的现象，有轻度恶心、呕吐，这属于早孕反应。轻度的孕吐反应，一般在妊娠3个月左右即会自然消失，对身体没有大的影响，也不需特殊治疗，只要情绪稳定，适当休息，注意调节饮食即可。

5种缓解孕早期恶心、呕吐的饮食方案

方案一	怀孕早期的准妈妈大都喜欢吃酸性口味的食品，家人应多准备一些这类食品。准妈妈在口味上可以尽量选取自己想吃的东西，多喝水，多吃富含维生素的食物，防止便秘而加重早孕反应。另外，多变换准妈妈就餐环境，也可激发准妈妈的食欲。
方案二	准妈妈进食以少食多餐为好。妊娠恶心、呕吐多在清晨空腹时较重，准妈妈可多吃一些较干的食物，如烧饼、饼干等，以减轻反应。如果孕吐严重，准妈妈要多吃蔬菜、水果等偏碱性的食物，以防酸中毒。
方案三	这个时期准妈妈的膳食原则上是以清淡、易消化为主，可食用如面包、饼干、牛奶、藕粉、稀粥、蜂蜜及各种新鲜水果等，避免吃过于油腻的食品。
方案四	准妈妈进食后一旦呕吐，可深呼吸，听音乐或去室外散步，然后再继续进食。进食后，最好卧床休息半小时，这样可减轻呕吐症状。晚上反应较轻时，食物要多样化，必要时睡前可适量加餐，以满足母体和胎宝宝的营养需要。
方案五	汤类和油腻类食物最容易引起恶心或呕吐，准妈妈在进餐时不要喝过多汤、饮料和开水，避免吃油炸或难以消化的食物。

精神过度紧张和神经系统功能不稳定的准妈妈，早孕反应一般较重，甚至可发生剧烈而持续性的呕吐，进而表现为全身困倦无力、消瘦、脱水、少尿，甚至酸中毒等危重病症，这在医学上被称为"妊娠剧吐"。这种病症对准妈妈和胎宝宝的健康影响很大，应及时就医治疗。

准妈妈在孕吐症状减轻，精神好转，食欲增加后，可适当吃些猪瘦肉、鱼、虾、蛋类、乳类、动物肝脏及豆制品等富含优质蛋白质的食物，同时要摄入充足的碳水化合物、维生素和矿物质，以保证母体和胎宝宝的需要。准妈妈要学会自己稳定情绪，解除思想顾虑，不要紧张和焦虑，尽量避免一切不良的精神刺激，保持精神愉快；每天注意休息，至少保持8小时睡眠，但也不要经常躺在床上不活动，应该适当外出散步；避开有强烈刺激气味的环境，如闷热的房间、厨房及吸烟环境等；家人应从精神上给予准妈妈多一些关注，生活上多一些照顾，对准妈妈的烦躁心情多一些体贴和理解，使准妈妈精神愉快，这些都有助于减轻妊娠反应。

正确认识孕吐

到怀孕第5周时，多数准妈妈都会有不同程度的恶心、呕吐，即孕吐。早孕期的呕吐可能会发生在一天中的任何时刻，并且有时只不过是感觉恶心，并不会真的呕吐。大多数准妈妈在怀孕初期都会发生不同程度的呕吐，轻者仅在早晨出现，只会感觉稍有不适；重者可能会持续呕吐不止，从早到晚都要往洗手间跑。孕吐有时也受精神上的影响，如在不想要孩子而妊娠时、与准爸爸出现不和时，或者孕吐得很厉害，但得不到家人的理解和照顾等情况时，出现精神压力后，孕吐也会加重。孕吐的确让人难受，但孕吐大多出现在孕早期，孕早期的3个月一过，孕吐一般都会自然消失。因此，准妈妈要保持乐观的精神状态，解除思想顾虑，消除精神紧张，这样有助于顺利度过孕早期，避免孕吐加重。

严重的孕吐会使准妈妈吃不下食物，甚至连喝水也吐，引起消化液大量丢失，从而导致电解质的平衡失调及肝功能受损。一天内多次孕吐会消耗准妈妈体力，其体重也会急剧下降，在这种情况下，准妈妈需要到医院就诊，必要时需要打点滴。

● 怀孕期间,烧心怎么办

准妈妈每餐不要进食过多,而且不要到太饥饿时才吃东西。

怀孕期间准妈妈常会有烧心感,这在弯腰、咳嗽、用力时更易发生。因为随着怀孕周数的增加准妈妈体内孕激素逐渐增多,使食道下段控制胃酸反流的肌肉松弛,加之逐日变大的子宫对胃的挤压,使得胃内食物被排空的速度减慢,胃液很容易返流到食道下段,刺激损伤食道下段黏膜。针对这种不适症状,准妈妈可采取以下方法缓解或避免:

就餐时不要过于饱食,也不要一次喝入大量水或饮料,特别是不要喝浓茶及含咖啡因、巧克力的饮料,因为它们都可加重食道肌肉松弛;辛辣性食物、过冷或过热的食物也会刺激食道黏膜,加重烧心感,所以也应尽量避免食用。还应注意,进食后不要立即躺下。睡眠时有烧心感,可将头部位置的床脚垫高15~20厘米以抬高上身,这样做可有效减少胃液反流,而垫高枕头的办法不可取,因为它不可能使整个上身抬高。

● 怀孕期间,有时嗜睡,有时失眠,怎么办

怀孕初期的几周内,由于身体各方面的机能尚未适应怀孕所引起的新状态,准妈妈会比较容易疲劳,变得想睡觉。怀孕还会促使黄体素大量分泌,该激素具有麻痹脑部特定部位的作用,因此准妈妈会变得昏昏欲睡,没有精神。面对这种情形,准妈妈不要担心,也不要感到焦躁不安。一般来说,怀孕初期准妈妈每天除了至少8小时的睡眠以外,最好也能够养成午睡1小时的习惯。

怀孕晚期会出现胎动、呼吸困难和腿部痉挛等现象,这些都是造成准妈妈经常失眠的原因。除此之外,对于身体的变化和分娩的恐惧等不安情绪也会导致准妈妈失眠。缓解准妈妈失眠的办法有:晚餐后,不要饮用咖啡或浓茶;寝室应保持通风良好;躺在床上以后,静静地做腹式呼吸。如果试过上述方法准妈妈还是无法入睡的话,就不要勉强,只要让身体休息就好了,更不要随便吃安眠药。严重失眠时,准妈妈需要和医生商量治疗方案。

第6周　准爸爸成了危险人物

准妈妈小课堂

一旦确诊怀孕，准妈妈应在停经3个月内到医院产科进行一次全面检查，建立保健手册，与医院的保健人员建立联系，以便在整个孕期和产褥期受到科学的指导。

第一次产前检查，除全身检查外，准妈妈还要进行妇科检查，查血常规、尿常规、血型，确定生殖器官是否正常。

从妊娠40天起到3个月内，准妈妈会经常出现恶心、厌食、呕吐、挑食、乏力等症状，这就是妊娠反应。妊娠反应是由于受精卵在子宫内膜着床后，母体内血液中的绒毛膜促性腺激素水平升高，并分泌出溶蛋白酶溶解子宫内膜，受精卵囊胚由此植入子宫内膜，这些激素和子宫内膜的溶解使母体产生反应。

有些准妈妈从怀孕第2个月开始直至分娩，经常感到胃部不适，有烧灼感，出现心口窝疼痛，并在胸骨后向上放射，有时烧灼感会加重，变成烧灼样痛，疼痛的部位在剑突下方时，医学上称之为妊娠期胃灼热症。如果胃烧灼感加重，准妈妈可以在医生指导下用药。

怀孕初期，最危险的事情莫过于宫外孕与流产。一般来说，发生这两种情况时，准妈妈都会发生腹痛、阴道流血，因此，如果一旦发现腹痛或阴道流血，需及时就医。孕初期哪怕只是普通的腹痛、腹泻，也有引起流产的可能，需要就医治疗，不得马虎。

● 胎宝宝小课堂

到本周末，胎宝宝的各种器官均会出现，只是结构和功能还不完善。胎宝宝的肾和心脏等主要器官的雏形已经形成，神经管开始连接到大脑和脊髓，心脏开始有规律地跳动，心脏大动脉开始形成，把血液从心脏输送到全身的器官和组织。胎宝宝的手臂和腿部开始发育。现在胎宝宝的身长（从头顶到尾部的距离）为3~6毫米。

现在的胚胎呈现为弯弯的形状，突出来的肿块是胎宝宝的头部。在胎宝宝头部两侧将出现耳道和内耳的地方，均可以看见一个小小的凹窝，眼睛也将开始逐渐发育。孕6周时胎宝宝的乳牙开始发育，形成牙胚，恒牙胚在孕4~5个月时开始发育。

胎宝宝的牙齿发育需要很长时间，其发育及钙化的好坏与宝宝出生后牙齿的萌出、乳牙的脱落、牙齿间隙的大小等均有直接关系。所以，准妈妈一定要注意补钙。如果胎宝宝先天不足，钙化不良，不仅牙齿形态会永久性异常，而且其抗龋能力也会下降。

● 准妈妈应注意摄入足够的热量

胎宝宝新组织的生成使准妈妈的热量消耗高于未妊娠时期，因此，妊娠后准妈妈需要的热量增加，且随妊娠延续而逐渐增加。保证准妈妈热量供应极为重要，如果孕期热量供应不足，母体内贮存的糖原和脂肪会被动用，准妈妈就会表现为消瘦、精神不振、皮肤干燥、骨骼肌退化、脉搏缓慢、体温降低、抵抗力减弱等。

据研究，准妈妈膳食中热量的摄入量直接影响胎宝宝的生长发育，若摄入量偏少可使胎宝宝出生时体重偏低，因此，准妈妈应摄入足够热量，且保持血糖处于正常水平。因葡萄糖为胎宝宝代谢所必需，多用于胎宝宝呼吸，当胎宝宝耗用母体葡萄糖较多时，母体就不得不以氧化脂肪及蛋白质来供能。当准妈妈碳水化合物摄入不足，脂肪动用过快、氧化不全时极易出现酮症或酮症酸中毒。患酮症的准妈妈将出现血糖低、血液酮体高等症状，甚至出现缺氧，而母体缺氧会导致胎宝宝缺氧，对胎宝宝的脑部和神经系统发育将产生不良影响。

准妈妈热量的供给应随着妊娠中基础代谢的增加、胎宝宝和胎盘的生长发育、母体有关组织的增大以及体重的增加而增加。妊娠早期准妈妈的基础代谢增加不明显，胚胎发育缓慢，母体体重、乳房发育变化很小，所以热量的摄入量只要比未孕时略有增加就可以满足需要。准妈妈每天需300～400克碳水化合物，最好根据体重的增加情况调整每日热量的供给。整个孕期准妈妈体重的增加应根据孕前体重及体重指数而略有不同，一般增加12.5千克左右，孕中、晚期每周增重0.3～0.5千克。

孕早期不宜过性生活

过性生活时通常会使子宫痉挛长达一分钟之久，容易使胎膜早破或使阴道内的病原体上行至子宫内而形成感染。孕早期胎盘还没有完全形成，处于不稳定状态，可保护胎宝宝的孕激素分泌不足，此时是最容易发生流产的时期。因此，孕早期不提倡有性生活。

哪些药物准妈妈不能用

妊娠期，准妈妈用药是值得特别关注和注意的问题，许多药物对胎宝宝危害非常大，有些药物可能会导致胎宝宝畸形，甚至流产。在此列出一些对胎宝宝有害的药物，准妈妈们必须特别注意：

抗生素类药物

如四环素、链霉素、庆大霉素、新霉素、喹诺酮类等。四环素可抑制胎宝宝骨骼发育；链霉素、庆大霉素类药物可损害胎宝宝听神经，导致先天性耳聋，还会损害肾功能；新霉素可导致胎宝宝骨骼发育异常、先天性白内障以及智力障碍等；喹诺酮类如氯氟沙星会影响胎宝宝骨骼生长。

镇静催眠类药物

如苯妥英钠、安宁等药物，可导致胎宝宝肢体、面部及脑等器官发育异常，出现低智商和苯妥英钠综合征。

激素类药物

如人工合成的黄体酮、己烯雌酚、雄激素、炔孕酮、乙炔雌二醇、甲羟孕酮、甲基睾丸素、同化激素类药等，对胎宝宝亦有致畸作用。

抗凝血药物

如双香豆素等，可导致胎宝宝头畸形，并可诱发胎宝宝出血性疾病。

酚噻嗪类抗精神病药物

抗精神病药物应在医生指导下应用。

泻药

妊娠期禁用，以免发生脱水导致胎盘灌注不足，从而引起胎宝宝缺氧。

甲状腺素和抗甲状腺药物

如他巴唑、脲类等，均有致畸作用，应在医生指导下应用。

抗癌类药物

如放线菌素D、环磷酰胺、噻替哌等，可导致无脑儿及胎宝宝脑积水、唇裂、肾和输尿管缺损、四肢及眼部畸形等。

治疗牛皮癣的异维A酸类药物

异维A酸类药物的半衰期很长，使用此类药物的女性应停药两年后方可受孕。

中成药

凡说明书上注有"孕妇忌用"或"孕妇慎用"的中成药皆不宜准妈妈服用。中成药制剂成分复杂，作用机制多种多样，所以准妈妈要慎服中成药。

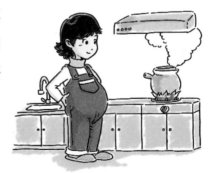

第7周　再见，高跟鞋

● 准妈妈小课堂

怀孕后，胎盘分泌的绒毛膜促性腺激素有抑制胃酸分泌的作用，能使胃酸显著减少，消化酶活性降低，影响胃肠的消化和吸收功能，从而使准妈妈产生恶心欲吐、食欲下降、肢软乏力等症状。准妈妈不要把自己当作病人来对待，而应想吃就吃，想睡就睡，多做一些能让自己开心的事情，忘掉自己的不适感，尽量让自己过得从容、惬意一些，种种不适症状很快会消失，一切都会好起来的。

由于酸味能刺激胃分泌胃液，且能提高消化酶的活性，促进胃肠蠕动，增加食欲，有利于食物的消化与吸收，所以多数女性在怀孕后爱吃酸味食物。

● 胎宝宝小课堂

第7周的胎宝宝已经会蠕动，嘴唇出现，肌肉和软骨也开始发育，内脏器官如肠、肝脏、胰脏在此时也形成了一定的形状，肾脏已经形成。至第7周末，胎宝宝身长10～15毫米，体重约4克。胎宝宝的心脏、胃、肠、肝脏及大脑继续在迅速发育，手、足、眼、口、耳等器官已经成形。此时的胎宝宝越来越接近人形，但是头要比躯干大得多。此期间，绒毛膜会更加发达，胎盘形成，脐带出现，母体与胎宝宝间的联系更加密切。

● 准妈妈适当补充含铁的食物

铁是血红蛋白、肌红蛋白、细胞色素酶类以及多种氧化酶的组成成分。它与血液中氧的运输和细胞内生物氧化过程有着密切的关系。因此，铁是造血原料之一。

怀孕期间，准妈妈除了维持自身组织变化的需要外，还要为胎宝宝生长供应铁。胎宝宝除了摄取日益增长所需要的铁之外，还需要在肝脏中贮存一部分铁。同时，母体还要为分娩失血及哺乳准备铁。

轻度缺铁性贫血是准妈妈妊娠期较常见的一种并发症。轻度贫血对于妊娠及分娩的影响并不是很大，而重度贫血则可以引起早产、低体重儿或者死胎。整个妊娠期胎宝宝及母体红细胞生成大约需要800毫克铁。为了预防妊娠期贫血，准妈妈必须食用足量的含铁食品。

富含铁的食物有猪肝、精瘦肉、鸡蛋等，这些都含有丰富的血红蛋白铁和肌红蛋白铁。有些食物如菠菜、蛋黄中铁含量很高却不能被吸收。容易被吸收的含铁食物有肝脏、豆类食品、燕麦、大麦、牛肉、鸡肉、泡菜、甜菜、土豆、樱桃、葡萄干、南瓜、沙丁鱼及虾等。

一些富含维生素C的食物，如柑橘、草莓、青椒等，与含铁的食物一起食用可促进铁的吸收，而奶、咖啡、茶和抗酸剂等则会妨碍铁的吸收。孕早期，准妈妈每天应摄入15～20毫克铁；孕晚期，每天应摄入20～30毫克铁；每天铁的可耐受最高摄入量为60毫克。含铁的口服制剂一般选择乳酸亚铁型补铁保健品，因为乳酸亚铁更有利于人体的吸收和利用。

● 准妈妈做家务时的注意事项

准妈妈适当做一些家务劳动，可以视作是一种运动锻炼，但要注意适可而止，并且有一些事项要注意：

1.适当做一些家务，但不要把家里所有的事情都揽来做，可以把一些干不了的事情留给准爸爸或他人。不要踩凳子登高，更不要搬移较沉重的东西。一般来说，准妈妈进行搬运、抬举重物和推拉用力的劳动应该控制在适度范围内，如搬运重物应该以不超过2.5千克为宜，抬举重物应该以不超过5千克为宜，推拉用力也不宜超过5千克。

2. 不要长时间俯身、下蹲或站立，既要避免腹部长时间处于一种增压状态，也要避免下肢较长时间站立而影响血液循环。

3. 在冬季，不要长时间接触冷水，也不宜长时间停留在较寒冷的地方，因为身体受凉后易产生高热，有可能会导致流产。

4. 在有早孕反应的时候，因烹调时的气味会诱发恶心、呕吐，所以准妈妈应注意选做一些气味清淡的饭菜。

5. 外出购物应该尽可能步行，注意路线、道路的选择，避免在拥挤和交通高峰时出行。

准妈妈不要穿高跟鞋

穿高跟鞋可以使人漂亮，更有气质，可是准妈妈能穿高跟鞋吗？妇女怀孕后，腹部一天天隆起，体重增加，身体的重心前移，站立或行走时腰背部肌肉和双脚的负担加重，如果再穿高跟鞋，就会使身体站立不稳，容易摔倒。另外，准妈妈的下肢静脉回流常常会因怀孕受到一定影响，站立过久或行走较远时，双脚常有不同程度的浮肿，此时再穿高跟鞋不利于下肢血液循环。因此，准妈妈不宜再穿高跟鞋。

为了缓解腰背部肌肉紧张，准妈妈最好穿软底布鞋或旅游鞋，这类鞋有良好的柔韧性和弹性，可随脚的形状进行变化，穿着舒服，行走轻巧，可减轻准妈妈的身体负担，并可防止摔倒等不安全状况的发生。此外，准妈妈也不要穿凉鞋和拖鞋，因为这类鞋容易脱落，也会引起摔跤。

上班途中如何避免呕吐症状

准妈妈在上班途中，为避免呕吐带来的不适感，应事先准备一些可以立即食用的食物。除此之外，准妈妈不妨准备些音乐，可一边搭车一边欣赏自己喜欢的音乐，转移注意力。在车上，实在觉得很不舒服的时候，准妈妈不要勉强忍耐，应赶快下车，呼吸新鲜空气。准妈妈还应随身携带塑料袋和小毛巾，万一碰到急需的时候可以派上用场。

● 准妈妈应该回避的工作

准妈妈不宜从事较繁重的体力劳动，要避免那些经常抬举重物、频繁上下楼梯、震动或冲击腹部、长时间站立、高度紧张、不能适当休息的工作，也应该避免频繁外出、频繁乘坐交通工具的工作。

此外，准妈妈还应该避免接触有刺激性物质或有毒化学物质的工作。有毒化学物质包括铅、苯、甲苯、二甲苯、氯丁乙烯、汞及其化合物，以及砷、氰化物、氮氧化物、氯气、一氧化碳、二硫化碳、苯乙烯等。

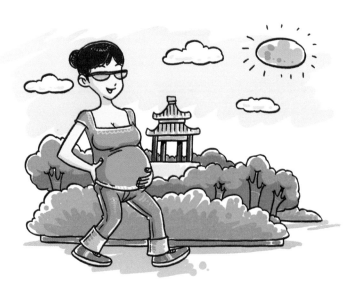

第8周　肚子疼，一级戒备

准妈妈小课堂

当准妈妈确定怀孕的时候，实际上已经是妊娠第2个月了，在这段时间里，准妈妈腹中的小生命在快速地生长发育。虽然准妈妈的腹部现在看上去仍然很平坦，但体内的子宫变化却很明显。怀孕前，子宫像一个前后略倒置的梨形，重50～70克；怀孕后，它不仅增大，还变得十分柔软。在母体内，阴道壁和子宫颈会因为充血而变得柔软，呈蓝紫色，子宫峡部更加柔软。子宫生长时，准妈妈可能会感到腹部有痉挛现象，时而会感到瞬间的刺痛，这是正常现象，不必为此感到紧张。

早孕反应的恶心、呕吐会让准妈妈不想吃东西，然而，现在却不能控制饮食，要尽可能地吃一些营养丰富的食物，保证腹中的胎宝宝有足够的营养供给。这段时间最容易发生先兆流产或自然流产，准妈妈应避免剧烈运动，不宜过性活动。

胎宝宝小课堂

本周末，胚胎期结束，进入胎儿期的宝宝外貌五官俱全，头大而圆，占身体全长的一半，四肢弯曲成型，手指、脚趾分明，上、下牙床出现8颗乳牙的胚基，骨骼刚开始钙化，外生殖器尚难分辨。

如果准妈妈每天都能亲自对着腹中的胎宝宝轻声吟唱，将得到令人满意的胎教效果。一方面,准妈妈通过唱歌调整了心情,陶冶了情操。另一方面,准妈妈在唱歌的过程中产生的生理动态是和谐而愉快的,能使胎宝宝从中得到感情上和感觉上的满足,这是任何形式的音乐都无法替代的。

● 准妈妈主要营养素的食品来源

妊娠第2个月是胎宝宝器官形成的关键时期,此时最原始的大脑已经形成。怀孕时期营养的好坏,直接影响胎宝宝的生长发育。准妈妈营养不良,会使胎宝宝发育不良,导致出生的婴儿智力低下、发育迟缓或畸形儿等,严重的还会引起流产、早产或死胎。为确保营养,准妈妈应注意摄入含有适量蛋白质、脂肪、钙、铁、锌、磷、维生素和叶酸的食物。同时,准妈妈还应注意主食及动物脂肪不宜摄入过多,因为摄入过多的脂肪会产生巨大儿,造成分娩困难。此外,营养不足还会导致准妈妈头晕、全身无力、牙齿松动,引起缺钙、缺铁、贫血等营养不良疾病。因此,孕期应注意合理的营养及科学调配,以保证主要营养素的摄入。准妈妈在妊娠初期的3个月内,饮食以高蛋白、少油腻、易消化为原则,每日应保证有优质的蛋白质、充足的碳水化合物和维生素。

● 孕早期腹痛要小心

孕早期腹痛是准妈妈可能会遇到的常见症状之一,哪些腹痛是正常的生理反应,哪些是身体发出的疾病警告,准妈妈应谨慎对待。孕早期,有些腹痛是生理性的,即因为怀孕所引起的正常反应,但有些却是病理性的,可能预示着流产等危险的发生。

生理性腹痛

孕早期,很多准妈妈总感觉有些胃痛,有时还伴有呕吐等早孕反应,这主要是由孕早期胃酸分泌增多引起的。这时准妈妈要注意饮食调养,膳食应以清淡、易消化为原则,早餐可进食一些烤馒头片或苏打饼干等。随着孕早期的结束,这些不适症状会自然消失。

病理性腹痛

在孕早期出现腹痛，特别是下腹部疼痛时，首先应该想到是否是妊娠并发症。常见的妊娠并发症有先兆流产和宫外孕。

准妈妈如果在孕早期出现阵发性小腹痛或有规则腹痛、腰痛、骨盆腔痛，原因可能就比较复杂。如果同时伴有阴道点状出血或腹部明显下坠感，那可能预示着先兆流产。准妈妈应该少活动、多卧床，不要行房事，勿提重物，并补充水分，及时到医院就诊。如果疼痛加剧或持续出血，需要立即就医。

如果准妈妈是单侧下腹部剧痛，并伴有阴道出血或出现昏厥，可能是宫外孕，应立即到医院就诊。单侧剧烈腹痛也有附件肿物扭转的可能性。

有些准妈妈认为孕早期出现腹痛可能是偶然性的，只要躺在床上休息一下就好了。这种盲目采取卧床保胎的措施并不可取，准妈妈应及时到医院检查、治疗，以免延误病情。

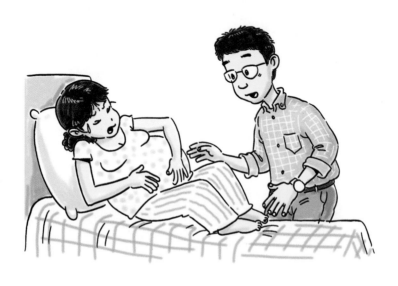

● 腹部胀痛是不是流产先兆

一般妊娠流产的概率有10%～15%，其中约有70%发生在怀孕的第2个月至第4个月之间。出血的情况不同，所出现的症状也就不同。

1.先兆流产：有出血及下腹部疼痛的症状出现，子宫口仍然是闭锁的状态，这种程度的流产，只要通过治疗90%以上的妊娠都可以继续下去。

2.难免流产：先兆流产继续恶化，胎盘已经剥离，宫口扩张，大量出血，下腹部剧烈疼痛。此种流产已无法避免。

3.完全流产：子宫口打开，腹部发生阵痛，胎宝宝和附属物完全排出体外，此类流产经常发生在孕早期。

4.不全流产：妊娠产物部分排出，部分残留宫内，子宫收缩不好，引起大量出血，这是最危险的情况，需立即就医。

5.过期流产：也叫稽留流产，指没有任何症状出现的流产，此时胎宝宝早已经死亡，未排出子宫腔。准妈妈往往在做超声波等检查时，才知道自己已经流产。

● 怀孕第2个月的注意事项

准妈妈在这个时期容易流产，必须特别注意。应避免搬运重物或做剧烈运动，而且做家务与外出次数也应尽可能减少。不可过度劳累，多休息，睡眠要充足，尤其要注意禁止性生活。

这个时期准妈妈会出现恶心、呕吐等妊娠反应，不要有精神负担，应放松心情。要注意补充水分，多喝水。

整理好居室环境，在可能绊倒的地方加放防滑垫。居室要注意通风及整洁。

这段时间是胎宝宝脑部及内脏的形成时期，不可接受X线检查，也不要随意服药，尤其要避免感冒。

烟和酒会给胎宝宝带来不良影响，准爸爸注意不要在家吸烟。如果家中有猫、狗或小鸟等宠物，准妈妈应尽量避免接触，以免感染弓形虫病。

● 如果出现阴道流血怎么办

　　精子和卵子结合成受精卵后，分裂发育成胚泡。在孕酮的作用下，卵巢内卵细胞的发育受到抑制，排卵受到抑制，子宫内膜发育成蜕膜，月经周期停止。因此，怀孕后不应有阴道流血，但是部分准妈妈在怀孕早期会有少量阴道流血，遇到这种情况，先要弄清楚原因。

　　孕早期发生的阴道流血，可有多种原因，有生理性的，也有病理性的。生理性原因主要是由于胚胎的滋养层细胞侵入子宫壁时发生子宫静脉窦渗漏血液所引起的，也有少数是因为受精卵着床后，机体抑制正常月经来潮的作用还不够完全而引起的。孕期病理性阴道流血的主要原因是先兆流产、宫颈糜烂、宫颈息肉、宫外孕或葡萄胎，故应引起足够的重视。由宫颈炎症和先兆流产引起的出血在出血量、时间、颜色上很难鉴别，所以要到医院检查。

　　另外，过度的性生活，食用过多巧克力、辣椒、桂圆等刺激性或热性食物都会加重出血症状。

● 准妈妈洗衣服要小心

　　准妈妈洗衣服时应注意以下几点：

　　1.不宜用很凉的水洗，可适当加些热水。

　　2.洗衣服时姿势要稳，不宜取蹲位，以免压迫胎宝宝，影响其血液循环。

　　3.洗衣服时用力不宜过猛，搓衣板不要顶着腹部，避免胎宝宝受压。

　　4.孕早期洗衣服时不宜使用洗衣粉，因为洗衣粉里的化学物质可损害受精卵。

　　5.晒衣服时动作宜轻柔，不要向上伸腰，晒衣绳应低一些。

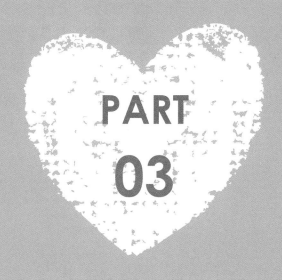

PART

03

孕3月

宝贝，你要健康哦

第9周 素面朝天也很美

🌸 准妈妈小课堂

本周，妊娠呕吐进入最严重的阶段，准妈妈除了恶心之外，胃部感觉也不佳，胸部还会有发闷症状。腹部虽说还没有明显变大，但由于子宫已经变得像拳头大小，会直接压迫膀胱，造成尿频、尿急现象。个别准妈妈会出现腿脚浮肿，此外还容易发生便秘、腹泻等。总之，孕早期的反应和症状会加重。

值得庆幸的是，准妈妈已经开始适应种种生理不适现象，令人烦恼的晨吐也逐渐会被克服。虽然边看电视边吃东西不是好习惯，但是准妈妈现在不必遵守这个规定。看电视的时候，或者正在读这本书的时候，准妈妈不妨为自己准备一杯果汁或者牛奶，几片饼干或核桃、瓜子之类的坚果，边看边吃。这样做可以转移对食物的注意力，减轻孕吐反应。

孕吐反应一般在妊娠3个月左右会自然消失。孕吐症状减轻，精神好转，食欲增加时，准妈妈可以适当吃些富含优质蛋白质的食物，同时要适量补充碳水化合物、维生素和矿物质，以保证母体和胎宝宝的营养需要。

🌸 胎宝宝小课堂

从本周起，胎宝宝已经初具人形，身体的主要器官已经完成发育并且开始工作。胎宝宝现在身长13～17毫米，骨头开始逐渐变硬，骨化。手指甲和脚趾甲逐渐长出，每个脚趾都可以分得清。胎宝宝的头部很大，脸形隐约可见，眼睑、声带、鼻子已经明显，鼻孔及鼻尖开始形成，下颌和脸颊开始发育。中枢神经系统包括脊髓及各阶段神经均已具备。目前胎宝宝两眼闭合，外生殖器尚难分辨，有脐疝。此时胎宝宝的皮肤还是透明的，可以从外部看到其体内的皮下血管和内脏。心脏、肝脏、胃、肠、肾脏等更加发达，已发育出输尿管，能进行微量排泄。

❀ 怀孕第3个月的饮食原则

孕3月是胎宝宝发育和成活的关键时期，准妈妈要特别注意日常饮食，具体如下：

食用蛋白质含量丰富的食品，如瘦肉、肝、鸡、鱼、虾、奶、蛋、大豆及豆制品等，蛋白质的摄入量宜保持在每日80～100克。

保证充足的碳水化合物，这类食品包括五谷、土豆、白薯、玉米等杂粮。

保证适量的脂肪，植物性脂肪更适合准妈妈食用，如菜油、花生油和橄榄油。

适量增加矿物质的摄取，如钙、铁、锌、铜、锰、镁等，其中钙和铁非常重要。含钙多的食物有牛奶、蛋黄、大豆等。

补充维生素，应多吃蔬菜和水果。注意蔬菜一定要食用新鲜的，干菜、腌菜和煮得过烂的蔬菜中的维生素大多已被破坏。

尽量少食刺激性食物，如辣椒、浓茶、咖啡等；不宜多吃过咸、过甜及过于油腻的食物；绝对禁止饮酒、吸烟。

少食多餐，以避免胃太空或太饱。准妈妈不必拘泥于一日三餐的固定模式，有胃口时就吃。

❀ 孕期为什么不能用某些化妆品

女性化妆已经成为现代社会文明和时尚的标志，但化妆品对准妈妈和胎宝宝的健康是有影响的。

以下几种化妆品应引起注意：

1. 染发剂。染发剂不仅会引起皮肤癌，而且还有引起乳腺癌的可能。

2. 冷烫精。妇女怀孕后，头发非常脆弱，极易脱落，使用冷烫精会影响体内胎宝宝的正常生长发育，少数妇女还会对冷烫精产生过敏反应。

3. 口红。口红是由各种油脂、蜡质、颜料和香料等成分组成。其中油脂通常采用羊毛脂，羊毛脂除了会吸附空气中各种对人体有害的重金属微量元素，还可能吸附大肠杆菌进入胎宝宝体内。准妈妈涂抹口红以后，空气中的一些有害物质就容易被吸附在嘴唇上，并随着唾液侵入体内，使准妈妈腹中的胎宝宝受害。所以，准妈妈最好不涂口红。

但是，怀孕时期的皮肤仍然需要保护，因此高质量的滋润保湿产品、防晒用品及预防和减轻妊娠纹的身体滋润乳剂还是必需的。

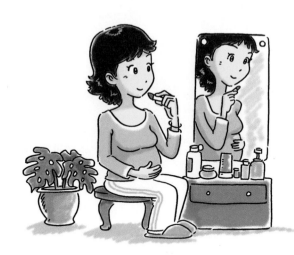

❀ 准妈妈做B超会影响胎宝宝发育吗

B超即B型超声检查仪，是一种临床上很常用的医学诊断仪器，在妇产科常用于诊断妊娠，观察胎宝宝生长发育和胎盘情况等。一般认为B超检查是一种非侵入性的、对受检者无损害的检查，特别是相对于X线、CT核磁共振等检查来说，B超对人体是较为安全的。但超声波毕竟也是一种能量形式，达到一定量时受检者体内会产生生物效应。因此，在孕早期胎宝宝较弱小时，尽量不做或少做B超检查。妊娠中、晚期便不必再为此担忧，研究显示妊娠中、晚期做过妇产科B超的新生儿未见不良影响。

❀ 怀孕后得了乙肝怎么办

若准妈妈在孕期感染了乙肝，这将对母体和胎宝宝均有影响。

妊娠早期得肝炎，会使准妈妈妊娠反应加重，增加早产机会；若在妊娠晚期得肝炎，则会引起产后出血和感染。妊娠期准妈妈得乙肝对胎宝宝的影响是流产率高，死胎较多。即使宝宝顺利娩出，在新生儿时期发生某些并发症、智力低下甚至死亡的概率，也比正常产妇所生的孩子要高得多。

对怀孕后患乙肝的孕妇，大多数学者主张在一般情况下可以继续妊娠，不必做人流，只要注意多休息，配合医生积极治疗，愈后是良好的。只有少数病情严重的患者，若继续妊娠，会加重肝脏负担，使病情恶化，所以针对此类患者主张先做短期支持疗法，然后采取人流中止妊娠，争取在孕早期施行人流。

妊娠期得了乙肝，除了应用大量的维生素、能量合剂保护肝脏外，准妈妈还可以采用中药治疗。妊娠晚期，准妈妈要注意防止发生贫血和凝血功能障碍，以免产后大出血。

分娩以后，要立即给新生儿洗澡，以防母血或阴道分泌物中的病毒侵入新生儿的口腔或皮肤的破损处，同时采取隔离措施，将新生儿与母亲分开，并尽可能用人工喂养。

在宝宝出生后24小时内、1个月和6个月时各注射乙肝疫苗20微克，以预防肝炎进行母婴垂直传播。若与乙肝免疫球蛋白联合使用，预防效果更好。

第10周　第一次产检，激动又紧张

🌸 准妈妈小课堂

准妈妈静息时心脏排血量增加，这是血循环最主要的变化，心脏排血量一般从怀孕第10～12周开始增加；周围血管阻力于妊娠早期开始下降，约在怀孕第30周时降至最低水平；妊娠期动脉压也会有所改变，一般收缩压维持稳定，而舒张压略有下降，脉压增宽。周围血管阻力的降低使准妈妈对血流急剧改变的适应能力降低，因而有心脏病的准妈妈，可能会由于心脏不胜负荷而发生心力衰竭。怀孕初期准妈妈会出现食欲减退、恶心、呕吐等症状，怀孕12周后症状逐渐消失。

此外，准妈妈消化道的各器官随着子宫增大，位置也发生相应的变化，如胃趋向水平位，肝脏向上、向右后方移位。

一般说来，正常的准妈妈不会有阴道出血并伴随腰痛，出现类似问题多半为先兆流产的征兆，应当引起重视，及时治疗。如果出血量超过月经量，就更不正常。如果伴有组织物排出，准妈妈应当立即去医院检查和确诊。

🌸 胎宝宝小课堂

第10周时，胎宝宝继续以惊人的速度生长发育，胎宝宝的手、脚、头和全身都已能灵巧地活动，脚趾头之间已经没有蹼。通过超声波可以看到胎宝宝在羊水中游动，有时还会转换身体的方向和位置，伸一伸懒腰，变化一下体位，甚至还会做一次深呼吸，胎宝宝的这些动作说明其神经发育到可以对外界刺激做出简单的反应。

☼ 准妈妈饮食状况会影响宝宝未来的寿命

长期以来，人们一直在关注准妈妈的饮食结构对宝宝健康所产生的影响。英国科学家最近发表的一项研究结果表明，采用合理膳食结构的试验白鼠所生出来的后代活得更健康、更长寿。

曾有研究表明，体重较轻的新生儿容易在成人后患心脏病和高血压。这说明如果母体本身得不到很好的营养供应，就会影响胎宝宝的正常发育。此外，研究还证明，胎宝宝在妊娠期间的发育状况对其出生后的寿命长短有着很大的影响。根据实验结果推算，人类妊娠期间不同的营养供应对宝宝未来的寿命影响很大，真可谓"成长健康，宫内起源"。

☼ 电视机、电脑的辐射会影响胎宝宝吗

根据研究表明，看电视受到的辐射比晒太阳还低，胎宝宝能接收到的能量几乎等于零。而关于使用电脑，虽然过去有报告说，电脑操作人员的流产率较高，但是这仅限于小型的研究报告，并不具有普遍性。据近年统计发现，使用电脑并不会增加流产概率。不过，为确保优生优育，妇女在怀孕期间还是不宜长时间、连续不断

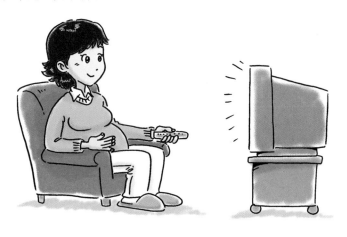

地进行紧张的电脑操作，适当休息、做一些轻便活动十分重要。准妈妈长时间固定坐位，有碍胎宝宝的生长发育，还可能发生静脉血栓。准妈妈使用电脑时的作业姿势也不宜固定不变，工作时间以半小时为宜。如果办公室通风不良，造成室内二氧化碳浓度偏高，空气中细菌总数超标，负离子浓度低，正离子浓度相对增高，臭氧浓度低及室内外温差大，就会使人容易患上感冒。因此，准妈妈的办公室要定时换气、通风，以保持室内空气新鲜。夏季室内温度以28℃左右为宜，不宜过低；冬季以19~22℃为宜，不宜过高。

❂ 怎样定期进行产前检查

准妈妈的身体在孕期会发生一系列变化，而且妊娠过程中还可能出现各种各样的并发症，如先兆早产、妊娠期高血压、前置胎盘、胎宝宝生长受限、胎位异常等。只有定期进行连续的检查，才能随时了解胎宝宝在宫内的生长发育情况以及准妈妈的身体状况，以便尽早发现异常，及时治疗和纠正。所以，准妈妈一定要按医生的要求定期进行产前检查。一般情况下，怀孕12周内检查1次，以后每4周检查1次，怀孕28周后每2周检查1次，怀孕36周后每周检查1次，怀孕40周后，每3天检查1次，直至住院待产，孕程满41周仍无产兆，将采取人工干预。整个妊娠期需检查13次左右。若准妈妈为高危妊娠，则应根据医生的建议相应增加检查次数。

❂ 骨盆大小对分娩影响大

分娩时胎宝宝通过的通道称为产道。其中子宫颈和阴道、外阴部，是由肌层组成的柔软部分，所以分娩时有相应的伸缩性，但骨盆是硬骨头，没有伸缩性。因此，准妈妈骨盆的大小对分娩有很大影响。测量准妈妈骨盆的大小可以估计骨盆腔的大小，预测分娩时足月胎宝宝能否顺利通过。一般来说，高大的女子，骨盆也大，胎宝宝也较大；瘦小的女子，骨盆也小，胎宝宝也较小。但也不能一概而论，也会有个别特殊的情况。骨盆是产道的重要部分，常被称为硬产道。分娩得快慢、顺利与否，与准妈妈骨盆的形状和大小有密切关系。准妈妈骨盆形态虽正常，但径线小，也可能发生难产现象；相反，骨盆虽异常，但径线大，分娩也不一定有困难。所以，在分娩前对准妈妈的骨盆进行详细检查是很重要的。一般在第1次产前检查时医生就会检查准妈妈的身高、骨盆发育情况、下肢骨骼是否正常等，并记录在准妈妈记录卡上以便查考。另外准妈妈或准爸爸也可定期测量，做好记录，去医院检查时可以供医生参考。

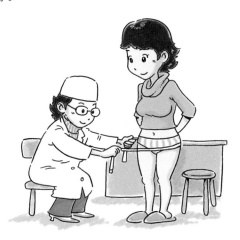

❀ 高龄准妈妈B超检查胎宝宝颈项透明层

NT为胎宝宝颈项透明层，检查颈项透明层的目的是为了在妊娠较早阶段诊断染色体疾病和发现多种原因造成的胎儿异常。妊娠早期可在胚胎矢状面测量胎宝宝背侧颈部皮下组织厚度，妊娠中期则以胎宝宝头部水平断面为标准。具体测量方法为：在测量双顶径的切面基础上将探头在胎宝宝头后部向足端偏斜，使小脑及小脑延髓池显示清晰时，测量后部皮肤线至颅骨线外缘间的距离。正常妊娠10～13周时NT应小于2.5毫米。DS（唐氏综合征）胎宝宝的组织间隙液与VI型胶原结合，而编码VI型胶原的基因位于21号染色体上，在DS胎宝宝中该胶原的一个单位过分发达，导致结缔组织中弹性成分增加，使得胎宝宝颈部皮肤肿胀，NT增厚。NT增厚表明胎宝宝心脏发育异常、染色体异常的风险明显升高。值得注意的是，NT测量值在正常与异常之间存在交叉，判断时应慎重，而且切面不标准及测量误差也易导致误诊。

第11周　绒毛吸取术是个啥？

准妈妈小课堂

　　母体的变化仍然不是很大，但随着体内激素水平的变化，准妈妈身上可能会发生一些平时想象不到的事情，比如手指甲和脚趾甲会长得较快，而且变得很脆；原先浓密的秀发可能会发生脱落；伴随着色素沉着的不断加深，准妈妈身上的胎记、雀斑、新伤痕以及深色的胎痣都会随着阴道、子宫颈及外阴颜色的加深而加深。这些现象会十分明显，但是暂时性的，不会持续太久。从现在起，胎宝宝进入全面快速发育的时期，准妈妈应当注意饮食均衡，保证充足的蛋白质、多种维生素和微量元素等营养素的供给。

胎宝宝小课堂

　　怀孕11周时，胎龄为9周，胎宝宝已经由大头针般的大小，逐渐变成有头、躯体、四肢等重要器官的小生命。胎宝宝的头至臀长将会在今后的3周内增加一倍。胎宝宝能在子宫内开始做吸吮、吞咽和踢腿动作，维持其生命的器官也已经发育成熟。胎宝宝的头抬起来时能离开胸口，颈部加速发育，手指甲发育接近完善，外生殖器也出现显著特征，今后的几周内，胎宝宝将完成性别的发育。本周胎宝宝的骨骼及肌肉生长迅速，身体比例越来越接近新生儿比例。胎宝宝的皮肤变厚，不再那么透明了。

🌸 准妈妈一定要吃早餐

从晚上入睡到第二天早晨起床，是一天中禁食最长的一段时间，准妈妈起床后如无早餐供应以补足血糖，则其肌肉与脑所需的血糖必须来自肌肉中的蛋白质，由蛋白质转化为糖以供消耗。但是，肌肉通常无法供应足够的血糖，因此，脑内血糖仍会很低，这时准妈妈会感到疲劳，反应迟钝，注意力不集中，精神萎靡，学习落后，工作能力降低。所以准妈妈一定要吃早餐，本身准妈妈比正常人体质弱一些，如果不吃早餐很容易引起低血糖，会引起头晕、头痛等，严重的可能出现昏迷。如果处于怀孕早期，为了自己和胎宝宝的健康成长，即使原来没有吃早餐习惯的准妈妈也要坚持吃一些。身体在早晨对于营养的吸收是有限的，建议准妈妈早餐以食用流体食物为主，少量固体食物为辅。如早起喝杯早餐牛奶，搭配含有谷物纤维的固体食物，简单又有营养。准妈妈还可以直接饮用加了谷物的早餐奶，例如苦荞早餐奶，以满足人体所需的膳食纤维和微量元素。

如果准妈妈有晨吐症状，可在早餐前先吃几块苏打饼干，过一会儿再吃早餐。准妈妈的早餐还可包括面包、鸡蛋、肉类、果汁或牛奶，同时要注意适当吃些新鲜的水果，以保证维生素和其他营养素的需要。

🌸 工作的准妈妈必须注意的问题

怀孕后还要上班的准妈妈必须注意以下几件事情：

尽早让单位知道自己怀孕。有些怀孕了的职业妇女，为了不增加单位的麻烦，采取隐瞒怀孕的做法，这样往往容易造成伤害。其实，及早让单位知道自己怀孕的事，不仅容易得到理解和帮助，同时，单位方面也可以尽早做产假等事宜的安排。

事先查阅妊娠及育儿制度。每一家单位对女性孕期和育儿期间的规定与处理方式都不一样，准妈妈应事先向负责部门询问清楚。尤其是产假的时数、薪资的保证、弹性上下班、定期检查及孕吐的特别休假、产后的育儿时间等，一定要先弄明白。

此外，若准妈妈的工作属于必须站立作业或体力、精神压力较大等，则应和主管及家人商量，做出调整。

为什么提倡准妈妈边怀孕边工作

边怀孕边工作已经成为大部分女性的选择。一名健康的准妈妈选择边怀孕边工作，至少有以下好处：

首先，减少准妈妈独自闷在家中产生的烦闷和担忧情绪。忙碌会冲淡这种担忧，尤其是当所有同事都表扬准妈妈"气色很好""育儿知识储备丰富""一定能生个漂亮聪明的宝宝"时，准妈妈的担心会不知不觉地消失，转忧为喜。

其次，增加运动量会让准妈妈更乐观。保持适宜的运动量是增加准妈妈顺产概率的关键因素之一，尤其在怀孕6个月以后，如果没有外出工作的动力，准妈妈就会变懒，觉得一动就吃力，而"懒惰不思动"将导致体重激增，以致难产概率增加。

再次，准妈妈脱离岗位的时间越短，"返岗恐惧症"发生的概率就越小。有些女性一怀孕就辞职或请假，等孩子1周岁时才考虑重返职场，但长期与社会脱节更会加深"返岗恐惧症"。因此，坐办公室的准妈妈应该工作到预产期之前3～5天，而且在生产1个月以后应该尽快恢复与上司、同事间的联系，多关心行业动向，这样返岗才不会有恐慌心理。

什么是绒毛吸取术

胎盘是由许多小绒毛构造组成的。绒毛吸取术就是利用长约30厘米、内径约1.5毫米的金属管，从子宫颈口伸入子宫里面，抽取出约40毫克的胎盘组织的小手术。将抽出来的组织放在培养液中观察，其形状就像绒毛。这项检查必须在超声波仪器的引导下进行。如果胎盘位置比较靠近子宫的前壁，也可以从腹部穿刺，穿过子宫肌肉到达胎盘，抽取组织。胎盘中的绒毛细胞是自胚胎细胞分化而来，故抽取绒毛细胞做染色体以及基因的检查，可得知胎宝宝有没有染色体异常或是其他的遗传疾病。染色体检查也可以看出胎宝宝的性别，这对一些与性别有关的遗传疾病，可提供参考。不过有一些父母纯粹利用这项检查来查看胎宝宝的性别，这是不允许的。

✿ 绒毛吸取术的优点

绒毛吸取术最大的优点就是可以尽早知道诊断结果。通常做完检查的2周以内就可以知道结果。所以如果是在怀孕11周左右做检查，怀孕12～13周左右就可以知道结果。一般而言，人工流产手术最好是在怀孕14周以内进行，否则会对母体造成较大的伤害。所以，如果胎宝宝有重大的遗传疾病，能够在短时间内诊断，及早做流产手术，使母体危险性减到最低，合乎优生保健的目的。

✿ 绒毛吸取术的危险性

这项检查必须抽取一部分绒毛组织，所以有一定的危险性。大部分的报告显示，由该手术引起的流产概率是4%左右，略高于一般同周数胎宝宝的自然流产率（3.5%）。由于胎宝宝的四肢在怀孕10周左右分化完成，因此太早做检查（例如不到10周），有可能造成胎宝宝肢体残疾。目前妇产科医学会建议准妈妈尽量在怀孕10周以后再做这项检查。不过，禁止纯粹为检验胎宝宝性别而做这项检查。

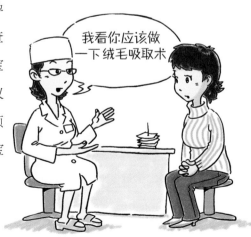

第12周　衣橱大换血

🌼 准妈妈小课堂

怀孕初期的3个月为流产高发期，由于此时胎盘尚未完全形成，胎宝宝与母体间的联系还不太牢固。现在，这个时期即将过去，困扰人的恶心、呕吐、疲劳、嗜睡等症状逐渐减轻，准妈妈将会重新感到精力充沛。

最近准妈妈的腹部可能会出现一条深色的竖线，这就是妊娠纹。有些准妈妈的面部还会出现褐色斑块，不必为此过于担心，这些都是怀孕的特征，随着妊娠的结束，都会逐渐变淡或消失。准妈妈通过反省自己与自己母亲间的关系，可能形成独特的母性，这对于更好地定位自己，确认自己作为女性和母亲的双重身份非常有益。

🌼 胎宝宝小课堂

胎盘已形成，胎宝宝可以通过脐带从母体吸取足够的营养。胎宝宝消化道壁的肌肉开始起作用，开始"练习"着把食物从食道的一边推向另一边。

有时胎宝宝肾脏产生的尿会被排泄到羊水里，胎宝宝的尿是无毒的，将跟随准妈妈体液正常交换而被排出。胚胎发育到本周时，胎盘才真正形成。胎盘功能最旺盛的时期是妊娠4～6个月时。在这段时间，胎盘能帮助胎宝宝的消化、呼吸、循环、泌尿系统工作，并分泌出多种激素和酶来促进胎宝宝体内的生化活动。男性胎宝宝睾丸、附睾、输精管已出现。胎宝宝的甲状腺、胰腺和胆囊已发育完毕，大部分骨骼已见骨化中心，并开始骨化为硬骨。

❀ 准妈妈不宜吃油条

制作油条时，通常会加入一定量的明矾，而明矾是一种含铝的化合物。一般每500克炸油条用的面粉中含有约15克明矾，如果准妈妈每天吃两根油条，就等于吃了约3克明矾，蓄积起来其摄入的量就相当惊人。铝可通过胎盘进入胎宝宝的大脑，影响大脑发育，从而增加痴呆儿的发生率。

❀ 准妈妈不宜多吃方便面

众所周知，人体的正常生命活动需要六大营养素，即蛋白质、脂肪、碳水化合物、矿物质、维生素和水。只要缺乏其中一种营养素，时间长了，人就会患病，甚至死亡。而方便面的主要成分是碳水化合物，汤料中只含有少量味精、盐等调味品，即使是各种名目的鸡汁、牛肉汁、虾汁等方便面，其中相应成分的含量也非常少，远远满足不了人体每天所需要的营养量，而妊娠妇女需要更多的营养素。

食用方便面过多易造成准妈妈营养不良，进而导致胎宝宝体重不足，所以准妈妈应尽可能避吃这种食物。

❀ 准妈妈不宜多吃巧克力和山楂

过多食用巧克力会使准妈妈产生饱腹感，从而影响食欲，致使必需的营养素缺乏，而且巧克力的热量和糖分都很高，经常食用容易增高准妈妈患妊娠期糖尿病的概率，并使准妈妈过度肥胖。

通常准妈妈较喜欢吃酸的东西，而山楂酸酸甜甜，还有消食的好处，便成了首选果品。但山楂对子宫有兴奋作用，会造成宫缩，还可能会导致流产，为以防万一准妈妈还是少吃为妙。如果想吃酸，准妈妈可以选择杨梅、樱桃、橘子、葡萄、苹果等新鲜水果。

✿ 准妈妈开车要谨记

开车是现代人的必备技能，汽车的操作越来越简便，道路状况也越来越好，只要准妈妈身体状况一切正常是完全可以开车的。

但准妈妈需要注意的是不要远距离和长时间开车，避免疲劳驾驶。如果长时间固定在车座上，准妈妈盆腔和子宫的血液循环都会比较差，有发生静脉血栓的危险。另外，注意系好安全带，准妈妈安全带的系法不是系在胸部和腹部，而是将后腰部固定在座椅上，肩带在乳房间，腹带置于耻骨上部位。还有，注意时速不要超过60千米，避免紧急刹车，且不要在高速公路上开车。

✿ 准妈妈内衣穿着有学问

怀孕期间，由于内分泌的变化，准妈妈的皮肤会变得特别敏感，应该选择密度较高的棉质内衣，以防止皮肤不适。另外，准妈妈也不宜久戴乳罩，应白天戴，晚间松解，避免乳罩紧束压迫胸部。并且乳罩选择宁大勿小，这样有利于淋巴液正常流通。准妈妈还要注意不要将乳罩放在洗衣桶中与其他衣物混洗，以免沾染细菌。

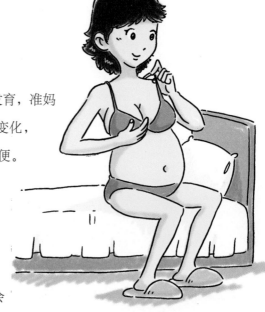

✿ 准妈妈着装要宽松

由于胎宝宝在母体内不断生长发育，准妈妈在生理和形体方面都会发生明显变化，如身体逐渐变得腹圆腰粗，行动不便。同时为了适应哺乳的需要，准妈妈的乳房也逐渐丰满。此外，随着妊娠时间的延长，准妈妈和胎宝宝所需的氧气增多，呼吸通气量增加，胸部起伏量增大，准妈妈的胸围也会增大。如果再穿原来的衣服，特别是紧身的衣服，就会影响准妈妈的呼吸和血液循环，限制胎宝宝的活动。

一般来说，准妈妈夏季容易出汗，宜穿肥大、不贴身、透气良好、吸汗能力强、利于防暑或方便穿脱的衣服；在色彩方面，应该以鲜艳、明快为好，这样的衣服穿起来显得精神振奋，有利于准妈妈和胎宝宝身心健康；在款式选择方面，以穿着能较好体现胸部曲线美感，且使隆起的腹部显得不太突出的款式为好，如穿不束腰的连衣裙，或胸部有褶和下摆宽大的短衣服，裤子的腰部要肥大，也可穿背带裤。冬天要穿厚实、保暖、宽松的衣服，如羽绒服或棉织的衣服，既防寒又轻便。现在市面上有很多孕妇装出售，准妈妈可选择适合自己的孕妇装。

🌸 准妈妈不可以戴隐形眼镜

妊娠期间，由于准妈妈角膜的含水量比常人高，所以角膜透气性相对较差，如果此时戴隐形眼镜，容易因为缺氧导致角膜水肿而对眼睛造成危害。同时，准妈妈的角膜曲度也会随着怀孕周期及个人体质的改变而改变，使近视的度数增加或减少。如果准妈妈勉强戴原先的隐形眼镜，容易因为不适而造成眼球新生血管明显增长，甚至导致角膜上皮剥落。而且，一旦隐形眼镜不洁，则更易滋生细菌，造成角膜发炎、溃疡，甚至失明。

🌸 准妈妈快乐，胎宝宝才能更健康

准妈妈拥有良好的心态、融洽的感情生活是达到优生、优育的重要因素。在家庭气氛和谐、准妈妈心态良好的情况下，受精卵会安然舒适地在子宫内生长发育，生下的宝宝也会更健康、聪慧。

因此，为了胎宝宝的身体健康，准妈妈应尽量避免情绪激动、精神紧张，要保持心情平静、愉快，切不可过度兴奋或悲伤。所有家庭成员都应为准妈妈创造一个平静、舒适、愉快的妊娠环境。准妈妈自己也应心胸豁达，保持乐观而稳定的情绪，从而达到优生、优育的目的，确保胎宝宝的健康发育。

✿ 做个干净、漂亮的准妈妈

妇女怀孕以后，全身各系统都会发生不同程度的生理性变化，身体的汗腺与皮脂腺的分泌活动极为旺盛，因此准妈妈应重视以下几点个人卫生问题：

1.准妈妈要经常洗澡，这样做既可使全身清洁，又能促进血液循环，消除疲劳，抖擞精神。

2.准妈妈要经常洗头发，这样做不仅可以预防各种皮肤病，还能让人感觉清爽。

3.准妈妈要经常进行外阴局部皮肤清洁。这是因为准妈妈外阴发生了明显变化，皮肤更加柔弱。同时由于阴道上皮细胞通透性增高，以及子宫颈腺体分泌增加，白带大大增多。局部清洁时，注意不要用热水烫洗，也不要用碱性肥皂水洗，更不要用高锰酸钾溶液洗，用清水清洗即可。

4.准妈妈要经常清洗外衣，保持清洁整齐；更应经常换洗内衣，最好每1~2天换洗一次，以免受细菌感染，造成阴部或乳腺炎症，给自己和胎宝宝造成不良影响。

贴心小提示

准妈妈宜淋浴，不宜盆浴和坐浴。因为在怀孕期间，准妈妈阴道上皮细胞的脱落大于增生，进而使阴道酸性环境的酸度降低，防御外来致病菌的能力减弱。如果准妈妈经常进行盆浴或坐浴，有害致病菌就容易随浴液进入阴道，而淋浴可防止污水进入阴道，避免产前感染。再者，准妈妈身体笨重，进出澡盆、浴缸不便，容易滑倒，使腹部受到撞击。

PART

04

孕4月

第一次感受到你的存在

第13周　营养均衡是头等大事

🌑 准妈妈小课堂

　　令人苦恼的孕早期结束了，有早孕反应、容易造成流产的危险期基本结束了，从本周开始，准妈妈比较容易做到"欢乐度孕"，母婴平安期开始了。胎宝宝的各器官组织开始进入迅速发展期，胎宝宝几乎每天都能增重10克，因此这段时间胎宝宝对营养物质的需求量非常大，需要准妈妈特别注意加强营养，保证食物的质量，摄取平衡的营养素，还要适度进行体育锻炼。

　　进入孕中期，由于胎宝宝在迅速长大，准妈妈腹部和乳房的皮下弹力纤维断裂，在这些部位会出现暗红色的妊娠纹，有些人的臀部和腰部也会出现妊娠纹。准妈妈应当进行适当的体育锻炼，以增加皮肤对牵拉的抗力。为了产后的美丽容颜和健康体形，准妈妈在怀孕期补充营养的同时，要注意避免体重增加过多和过快。

　　此时大部分准妈妈已经没有早期的妊娠反应，所以这个时候准妈妈的精神、食欲都会有很大的变化，很多人明显感觉食欲增加。在这个时期，准妈妈需适当补充蛋白质。

🌑 胎宝宝小课堂

　　从本周起，胎宝宝身体的生长发育速度加快，但头部的生长发育速度减慢。胎宝宝头部的长度占整个身体长度的比例下降。胎宝宝的五官进一步发育，位于头颅两侧的眼睛继续向前靠拢，双耳开始固定在头部两侧，外生殖器的形状已经十分清晰。胎宝宝的肠形成一个囊肿样物被收入腹腔，如果胎宝宝的原始肠腔没有完全被收入腹腔，胎宝宝出生时会形成"脐膨出"，这种情况可以进行手术修补，而且发生概率小于千分之一。

胎宝宝现在看上去更像个漂亮的娃娃了。眼睛突出在额部，两眼之间距离缩小，耳朵也生长就位。耳朵竖起，皮肤薄，胎脂出现。此时胎宝宝还不能发出声响或啼哭，因为声音是需要通过空气来传播的。

胎宝宝的身体在迅速成长，其腹部与母体连接的脐带开始成形，通过脐带胎宝宝与母体间可进行正常的营养和新陈代谢物交换。

● 最易忽视的营养素

人类从食物中获得能量，而大多数食物都由5种基本营养素组合而成：蛋白质、碳水化合物、脂肪、维生素、矿物质。由于生活水平的提高和人们对孕期营养的重视，只要准妈妈不存在明显的挑食、偏食，通过日常饮食摄入的蛋白质、碳水化合物和脂肪通常是充足的。由于大部分维生素和矿物质在人体中的含量很低，需要量也很小，因此通常平衡膳食就可以满足准妈妈的孕期需要。还有些维生素和矿物质，孕期需要量较平时明显增加，孕期若被忽视而不加大摄入量，则很可能由于准妈妈体内含量较低而影响到胎宝宝的生长发育。

在对准妈妈的检查中发现，缺铁性贫血的发生非常普遍。研究表明，孕中期准妈妈和胎宝宝每日共需铁4毫克。随着妊娠的进行，准妈妈对铁的需要量成倍地增长，若不能及时补充铁，必将影响到母体和胎宝宝的健康。钙，也是现在大家比较关注的矿物质之一。在整个孕程中，胎宝宝所需的钙都是由母体提供的。尤其是孕期的后4个月，是胎宝宝迅速成长的阶段，此时准妈妈对钙的需求更是从正常成人所需的800毫克增加到1200毫克。如此大量的需求，单单靠食补难以达到要求，准妈妈往往需要通过钙片来补给，此外还要多晒太阳以保证钙的吸收。叶酸是B族维生素中的一种水溶性维生素，对细胞代谢、生长都很有帮助，尤其对维持胎宝宝神经细胞发育、减少先天异常有重要作用。因此，准妈妈在孕中期应适量地增加叶酸的摄取和补充。

● 准妈妈要注意适量补钙

女性在怀孕期间，身体会缺失大量的钙，因为胎宝宝发育所需要的钙全部来源于母体，也就是说，准妈妈体内现有的钙相当一部分要进入胎宝宝体内。如果准妈妈钙摄入不足，会对胎宝宝及准妈妈自身产生较大的影响。轻度缺钙时，机体会调动母体骨骼中的钙来保持血钙的正常；严重缺钙时，准妈妈会出现腿抽筋的现象，甚至引起骨质疏松。母体钙缺乏还会对胎宝宝的生长发育产生不良影响，宝宝出生后容易出现颅骨软化、骨缝宽、囟门闭合延迟等异常现象。因此，准妈妈及时、足量地补钙是非常重要的。

● 准妈妈洗澡忌时间过长

洗澡时浴室内由于通风不良，空气混浊，湿度大，空气中的氧气含量降低，再加上热水的刺激，使人体内的血管扩张，血液流入躯干、四肢较多，而进入大脑和胎盘的血液就相对减少，脑的供氧量也必然减少，且人的脑细胞对缺氧的耐力很低，会造成准妈妈昏厥。如果准妈妈洗澡时间过长，还会造成胎宝宝缺氧。如果缺氧时间很短，一般不会对胎宝宝大脑有什么不良后果，但如果时间过长，就会影响胎宝宝神经系统的生长发育。因此，一般准妈妈洗澡时间不宜超过15分钟，或以准妈妈本身不出现头昏、胸闷为宜。

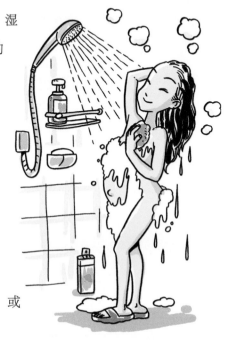

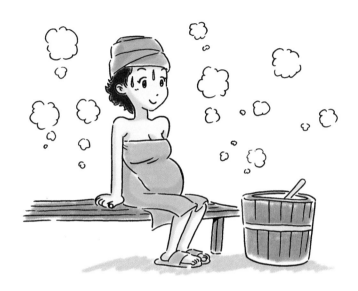

● 准妈妈可以洗桑拿浴吗

桑拿浴的温度较高，会使子宫的温度上升，准妈妈长时间待在温度过高的环境中，可能会造成胎儿畸形，尤其影响胎儿的听力发育。同时，由于洗桑拿浴时大量排汗，准妈妈体内血液循环速度加快，心脏负担加重，脑部容易出现供血不足，容易发生昏厥现象，因此还是建议准妈妈尽量不要洗桑拿浴。

● 准妈妈不宜长期使用电风扇与空调

准妈妈的新陈代谢十分旺盛，皮肤散发的热量也有所增加，因此在炎热的夏季准妈妈容易出汗，常常借助电风扇或空调纳凉，这是必要的。但如果准妈妈用电风扇久吹不停，或空调温度设定过低、待空调房时间过长，就会出现头晕、头痛、疲乏无力、食欲下降等不适反应。准妈妈出汗多时，更不要马上吹电风扇或直吹空调，因为这时全身皮肤毛孔疏松，汗腺大开，邪风极易乘虚而入，轻者伤风感冒，重者高烧不退，会给准妈妈和胎宝宝的健康造成危害。

第14周　胎宝宝是个拇指天使

准妈妈小课堂

由于心理上的原因，准妈妈会觉得身体开始变得笨拙，平时穿着很合体的衣服，好像开始变紧。其实在怀孕第14周时，绝大多数准妈妈的身体还不至于显得笨拙。但是，怀孕会使准妈妈的体形发生某些改变，即使分娩后，体形也不会很快恢复到孕前的样子。由于子宫增大，腹部肌肉的皮肤被牵拉，产后也不会完全复原。产后妇女的腹部皮肤常会松松垮垮，皮肤和肌肉不像以前那样紧凑而富于弹性，并且人容易发胖。这些体形上的改变，会令人烦恼。这一时期，准妈妈的乳房明显增大，应随时保持乳头的清洁，不要过分按摩乳房，以免诱发子宫收缩而流产。

胎宝宝小课堂

渐趋发育完善的胎盘，通过脐带把母体和胎宝宝紧密连成一体，形成支撑胎宝宝发育的系统，母体内各种营养物质均可透过胎盘输送至胎宝宝体内。胎宝宝现在已相当活跃，只是还太小，在鹅蛋大的地方就可以轻松转动。处在羊水中的胎宝宝由于受重力影响较小，行动像太空人一般自由。胎宝宝的手、脚不仅可以做不规则的活动，有时也会摸自己的脸或头部，上下摆动。胎宝宝的耳朵继续发育，双眼也进一步向面部中央靠拢，颊部离开了胸口，外生殖器形状更为成熟，此时已能看出其性别。

妊娠中期乳房护理

为了顺利地实行母乳喂养，准妈妈在妊娠期间做好乳房的护理是非常重要的。首先是观察乳头是否正常，若乳头扁平或有凹陷情形，则应加以修复调整。具体做法是：每天洗完澡后，用手指捏住乳头向上拉动，然后再轻轻地按摩乳头，按摩时最好涂些植物油。使用市场出售的乳头吸引器也是一种可行的方法。不过，当出现流产和早产征兆时，若刺激乳房往往会加重事态，故应特别注意。在妊娠后半期，乳房有时会分泌出半透明黄色的黏状乳液（初乳），干燥凝固后会损伤表皮，应注意及时清洗。乳头及乳晕用热水加肥皂清洗后，再涂上橄榄油或维生素E软膏加以防护。

准妈妈不宜拔牙

大量临床资料表明，在妊娠最初的2个月内拔牙可能会引起流产，妊娠8个月左右拔牙可能会引起早产。因此，准妈妈在妊娠期除非遇到必须拔牙的情况，否则一般不宜拔牙。

妊娠期间准妈妈的身体会出现一系列生理变化，如个别牙或全口牙的牙龈容易充血、水肿，牙龈会明显增生。妊娠期准妈妈对各种刺激的敏感性增加，即使轻微的不良刺激也有可能导致流产或早产。有习惯性流产的准妈妈更要严禁拔牙。

如必须拔牙，也应在怀孕3～7个月时进行。在拔牙前准妈妈应充分休息，做好口腔护理，并放松精神。在拔牙前一天和拔牙当天可肌肉注射黄体酮10毫克，拔牙麻醉剂中不可加入肾上腺素；麻醉要完全，避免子宫受刺激而产生子宫收缩，诱发流产或早产。

语言胎教，陪胎宝宝聊聊天

准妈妈或家人用温和、礼貌、富有哲理的语言，有目的地与腹中的胎宝宝讲话，给胎宝宝的大脑新皮质输入最初的语言印记，为后天的学习打下基础，称为语言胎教。动物的脑由内而外分为古皮质、旧皮质、新皮质三部分。古皮质起着爬行类脑的作用，旧皮质起着哺乳类脑的作用，唯有人类有别于其他动物，新皮质特别发达。新皮质是用来学习知识和进行精神活动的，一生（包括胎儿期）可储存1000万亿个信息单位。准妈妈的说话声不但可以传递给胎宝宝，而且胸腔的振动对胎宝宝也有一定影响。

因此，准妈妈要特别注意自己说话的音调、语气和用词，以便给胎宝宝一个良好的刺激印记。对话胎教要求准父母共同参与，男性的低音是比较容易传入子宫内的，久而久之，也不失为一种良性的音波刺激。

医学研究还表明，准父母经常与胎宝宝对话，能促进胎宝宝的大脑发育，出生后其语言能力发育更快。

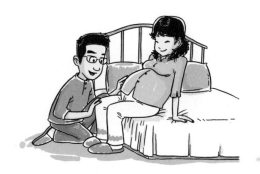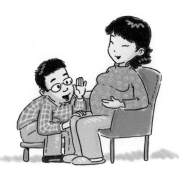

语言胎教的形式和方法

语言胎教的题材很多，准父母可以将日常生活中的科普知识作为话题，也可以与数胎动频率结合进行，还可以由准爸爸拟定语言胎教的常规内容来进行讲述。

例如，准妈妈对胎宝宝喃喃自语地讲述一天的生活，早上起床的第一句话是："早上好，我最可爱的小宝贝！"打开窗户时说："啊！太阳升起来了……"开始数胎动时，准妈妈可通过对胎宝宝的感知，对胎宝宝体态进行丰富想象、对胎动进行生动描述，这样做既增进了准妈妈和胎宝宝之间的感情交流，又监护了胎动。

第15周 唐氏综合征？
糖氏综合征？

● 准妈妈小课堂

怀孕15～18周期间，准妈妈要根据医生的建议做一次产前诊断，对胎宝宝进行特异性检查，以判断胎宝宝是否患有先天性或遗传性疾病。有以下情况的准妈妈必须做产前诊断：近亲结婚者，35岁以上的高龄准妈妈，分娩过染色体病患儿的准妈妈，有过自然流产史或死胎史的准妈妈。这个阶段还应当检查一下是否有因母婴血型不合而导致溶血。

随着妊娠月份的增加，准妈妈的体态曲线会发生变化，体重逐月增加，从而使日常生活与工作受到限制，心理压力加重。准妈妈的内分泌变化，使其面部及躯体皮肤色素加深，出现色素沉着斑块，毛发增多，出现痤疮样皮炎，面部失去光泽，手、脚浮肿。因此，准妈妈会产生自卑、忧虑、紧张及烦躁等情绪，担心体形不能恢复到原有状态。随着胎宝宝的发育，母体心肺功能负荷增加，心率加快，呼吸加快、加深等，也会加重准妈妈原有的焦虑情绪，其耐力会受到严峻考验。

● 胎宝宝小课堂

胎宝宝现在的生长速度很快，远远超过了前几周。胎宝宝薄薄的皮肤上覆盖着一层细细的绒毛，全身看上去就像披着一层薄绒毯，这层绒毛通常会在出生时消失。胎宝宝的中枢神经发育趋向完善，大脑已有最初的意识，面部五官端正，嘴型发育已完成，牙龈已出现雏形。更加令人欣喜的是，胎宝宝的腿和脚都已经可以在相当大的范围内活动，会踢腿，会把脚向里或往外转，还会弯一弯脚趾或摇一摇脚趾。

现在，通过超声波能观察到胎宝宝在"打嗝"，这是其呼吸系统开始工作的前兆。在子宫里，胎宝宝会吞吐羊水。这些新增加的功能都是胎宝宝在为将来的独立生存打基础。

准妈妈吃蒜有讲究

大蒜，性温味辛，醇香可口。它具有较强的抗病毒及杀菌作用。据李时珍的《本草纲目》载："胡蒜通五脏、达诸窍、祛寒湿、辟邪恶、消痈肿、化瘀积肉食。"大蒜可以防治感冒。根据发病的原因，感冒分为两类。一类是由流感病毒引起，称为流行性感冒，简称流感。它是准妈妈之大忌。因为流感病毒可随血液侵入胎盘，如果流感发生在妊娠早期，可导致畸胎；发生在妊娠中、晚期，可导致流产或早产等。另一类是由伤风受凉引起的感冒，称为普通感冒，是由细菌或病毒感染所致，主要表现为鼻咽部炎症。准妈妈因为免疫力下降，更容易发病，应该积极预防。

什么是母血筛检唐氏综合征

唐氏综合征是一种染色体疾病，很多准妈妈常受发音误导，将筛检唐氏综合征误认为糖尿病筛查。近几年来，医学家们陆续发现怀有唐氏综合征胎宝宝的准妈妈在怀孕过程中，她们血液中甲胎蛋白的浓度会比相同周数的其他准妈妈血液中的浓度低很多，而人体绒毛促性腺激素则会高很多。现发展出一套公式，可以根据胎宝宝周数（最好是用超声波算出的周数）、准妈妈的年龄和体重以及抽取母血检测上述两种生化物质及雌三醇（E3）的血中浓度，算出怀有唐氏综合征胎宝宝的危险概率。如果概率大于1/270（分子为1，分母数字越小，则表示越具高危险性），例如1/200、1/100等，表示胎宝宝患唐氏综合征的概率很高，属高危险群，这时通常医生会建议准妈妈再做羊膜穿刺术以确定胎宝宝是否患唐氏综合征。目前，抽血化验的时间一般是在怀孕15～20周之间。这项筛检是抽取母血，故对胎宝宝不会有影响。

您是否需要做母血筛检

许多年轻的准妈妈会问："我又不是高龄孕妇，为什么要做唐氏综合征筛检？"这是一个很实际的问题。因为大家常说，高龄孕妇容易生下唐氏综合征患儿。久而之，大家就以为唐氏综合征是高龄孕妇的专利。其实根据统计，每年生下来的唐氏综合征患儿，只有17%是高龄孕妇生的。所以，高龄准妈妈比较"危险"，但年轻妈妈一样不能大意，所有准妈妈，不论年龄大小，都要进行筛检。

母血筛检正常还会不会生下唐氏综合征患儿

母血筛检最好在怀孕15～20周之间实施，抽血后1～2周可查看结果。如果有唐氏综合征的可能性，危险概率大于1/270，则要做羊膜穿刺术检验，以确定胎宝宝是否患唐氏综合征。目前该技术的检出率约为65%。母血筛检只能算出胎宝宝患唐氏综合征的概率，只有做羊膜穿刺术才能确定是否患病。抽血值的危险概率低于规定值者（1/270），并不表示胎宝宝就一定不是唐氏综合征患儿。不是所有准妈妈都需做羊膜穿刺术检查，但是每位准妈妈均应在怀孕15～20周内，考虑接受母血筛检。

治疗准妈妈腿部抽筋的主要方法

抬脚加热敷	睡眠时保持下肢温暖，尤其入睡前，不要直接让小腿吹风，并采取侧卧姿势，可以减轻症状；不要过度疲劳，避免走路太多或站得太久；休息时平躺，并将脚部稍微抬高，脚趾向上伸展，可使小腿后部肌肉舒张，减轻肿胀、不适；常按摩抽筋的腿部肌肉以促进循环，加快排除代谢物，并可以搭配热敷；晚上洗澡时，双脚泡热水10分钟，效果会更加显著。
饮食习惯	平时多吃含钙丰富的食物，增加维生素的摄取量(尤其是维生素D)；少吃太咸、腌制食物，以免造成水肿。每天喝数杯新鲜橙汁、石榴汁或番茄汁以补充矿物质。这都可以预防抽筋。
抽筋时立刻脚着地	抽筋时，可下床让脚跟着地，或平躺着让脚跟抵住墙壁；也可以将脚掌向上弯以抽伸小腿；另外，伸直膝盖，并把脚掌向膝盖的方向翘，向上屈曲，小心地以踝部进行绕圈运动也可减轻症状。

妊娠期常做的化验项目

妊娠期常规检查项目主要为血常规、出血时间、凝血时间、血型及Rh因子、肝肾功能、尿常规、乙肝五项、抗HIV及梅毒血清试验RPR。

如准妈妈患有妊娠合并贫血，检查项目还应该包括：网织红细胞、血球压积、血清铁、血沉，必要时作骨髓涂片以鉴别贫血原因。

如准妈妈患有重度妊娠高血压综合征，除检查妊娠期常规项目外，还可根据医院条件再查尿素氮、肌酐、尿酸、血浆蛋白、胆固醇、二氧化碳结合力、血球压积及雌三醇24小时尿蛋白定量等。

如准妈妈患妊娠合并肾炎时，除查妊娠期常规项目外，还需再查尿素氮、肌酐、尿酸、尿比重、尿蛋白定量、二氧化碳结合力等。

如准妈妈患妊娠合并肝炎时，除查妊娠期常规项目外，还需再查黄疸指数、尿三胆及血氨测定。

如准妈妈怀疑患糖尿病，尚需查尿糖、空腹血糖或做糖耐量试验；血糖高者需查尿酮体。预测胎宝宝有无异常，可于怀孕15～20周时查血清中的甲胎蛋白，必要时查羊水中的甲胎蛋白及做超声波检查，以排除胎宝宝开放性神经管畸形，再有必要时应做羊水细胞染色体核型分析。测定血清中的甲胎蛋白，对诊断胎宝宝开放性神经管畸形如无脑儿、脊柱裂等很有价值。

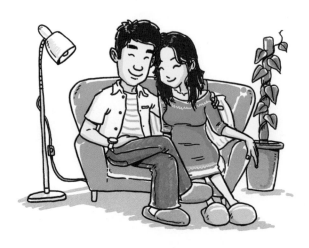

第16周　睡觉姿势有讲究

● 准妈妈小课堂

　　早期的胎动感觉就像有气泡在肚子里移动，有时也表现为轻微的颤动感。如果准妈妈在本周还没有感觉到胎动，请不要担心，因为多数准妈妈是在怀孕16～20周之间觉察到胎动，16周就能觉察到胎动的准妈妈并不多。还有一些初次怀孕的妈妈，很有可能因为缺乏经验而更加不容易体会到胎动。这时无须心急，只要注意感觉和体会，随着时间的流逝，准妈妈一定能体会到这份喜悦。

　　随着胎宝宝的生长发育，母体子宫内的胎盘也在不断增长，胎膜开始变得结实，羊水量开始急速增加。

● 胎宝宝小课堂

　　当准妈妈的手在腹部触摸到胎宝宝的脸时，胎宝宝就会做出皱眉、眯眼等动作。手在腹部稍微施加一些压力时，胎宝宝会立刻做出伸出手或用脚回敬一下的动作。对于外来的刺激，胎宝宝会灵敏地做出身体反应，因为其中脑部位开始支配动作。胎宝宝开始练习"喝羊水"的动作，是从游动下颌做开口运动开始，或从舌头部位做咽下运动开始，反复进行这些动作，使胃部逐渐变大。手、脐带或胎盘等接触到口部时，胎宝宝会反射性地做开口运动。

准妈妈应适量摄入维生素B₁₂、维生素C

维生素B_{12}又叫钴胺素，是一种水溶性维生素。植物不能制造维生素B_{12}，它是唯一一种需要特殊胃肠道分泌物帮助才能被机体吸收的维生素。维生素B_{12}可以促进红细胞的发育和成熟，使机体造血功能处于正常状态，预防恶性贫血；可以促进碳水化合物、脂肪和蛋白质代谢；具有活化氨基酸、促进核酸的生物合成、促进蛋白质合成的作用，对婴幼儿的生长发育有重要作用。

准妈妈在妊娠期消化及吸收功能增强，营养素需求量增加，如果缺乏维生素B_{12}，可导致营养性大细胞贫血，新生儿也可患贫血。所以，维生素B_{12}对准妈妈很重要。

维生素C又被称为抗坏血酸，是一种水溶性维生素。维生素C可以促进人体内胶原蛋白的形成，而胶原蛋白是保持皮肤、关节和骨骼强健的一种蛋白质；对人体内的伤口复原有一定促进作用；可以提高白细胞的吞噬能力，从而增强人体的免疫能力；还可以促进营养代谢，保障胎宝宝健康发育。

准妈妈不宜长时间仰卧或右侧卧

准妈妈的睡觉姿势非常重要，直接影响母婴的健康。怀孕4个月以后，准妈妈不宜长时间仰卧或右侧卧。

妊娠期间，由于胎宝宝在母体内不断生长发育，子宫逐渐增大，如果准妈妈选择仰卧位睡觉，增大的子宫就会压迫位于后方的腹主动脉，使子宫的供血量明显减少，影响胎宝宝的营养吸收和生长发育。此外，准妈妈采取仰卧位休息和睡眠时，增大的子宫还可以压迫位于子宫后方的下腔静脉，使下肢静脉血液回流受阻，引起下肢及外阴部水肿、静脉曲张；同时，由于回心血量减少，造成全身各器官的供血量减少，从而引起胸闷、头晕、恶心、呕吐、血压下降，医学上称之为"仰卧位低血压综合征"。子宫还可压迫输尿管，使尿液排出不畅，从而导致准妈妈易患肾盂肾炎。对于患有妊娠中毒症的准妈妈，仰卧位睡觉还会加重病情。

准妈妈选择右侧卧位睡觉也不利于胎宝宝的发育。因为怀孕后的子宫往往有不同程度的向右旋转，如果经常取右侧卧位，可使子宫进一步向右旋转或右移，从而使营养子宫的血管受到牵拉，影响胎宝宝的血液供应，造成胎宝宝缺氧，不利于生长发育，严重时可导致胎宝宝窒息，甚至死亡。

妊娠期间准妈妈最合理的睡觉姿势是左侧卧位，这样可以避免前面提到的那些不利因素。为了保障准妈妈和胎宝宝的健康，准妈妈应养成用左侧卧位休息的好习惯。

● 准妈妈腹泻治疗要小心

腹泻对妊娠来说是一个危险信号，这是身体在发出有流产或早产可能的危险信号，因而要特别小心。准妈妈腹泻最常见的原因是感染，最常见的病原体有沙门氏菌属、志贺氏痢疾杆菌、弯曲杆菌与病毒等。食物中毒或其他部位的病毒感染也可引起准妈妈腹泻。准妈妈一旦发生腹泻，首先要做的是适当补液，细菌性感染导致的腹泻要使用抗菌素，消化不良导致的腹泻可用止泻收敛的药物，要补足因腹泻丢失的水分和电解质，尤其是钾离子；食用易消化的流食，补充因腹泻而失去的热量；密切观察胎宝宝情况是否良好，有无早产或流产的征兆。

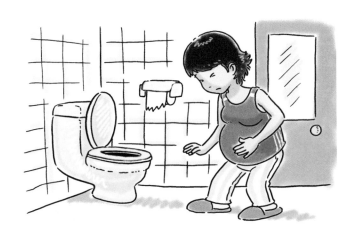

准妈妈不宜睡席梦思床

席梦思床因弹性好、柔软、舒适感等特点而成为当今家庭常用卧具，但对准妈妈则不宜，其原因如下：

易致准妈妈的脊柱位置失常。准妈妈的脊柱腰部前屈相对常人会更大，睡席梦思床或其他高级弹性沙发床后，会对腰椎产生严重影响。仰卧位时，准妈妈的脊柱呈弧形，使已经前屈的腰椎小关节摩擦增加。侧卧位时，准妈妈的脊柱也向侧面弯曲。如此的长期影响，使准妈妈的脊柱位置失常，压迫神经，增加腰肌的负担，既不能消除疲劳，又不利于生理功能的发挥，还会引起经常性腰痛，也不利于翻身。正常人睡眠时的体位是经常变动的，一夜可达20次左右。学者认为，辗转翻身有助于大脑皮质的抑制扩散，提高睡眠质量。然而，席梦思床太软，准妈妈深陷其中，不容易翻身。

因此，为了准妈妈和胎宝宝的健康，准妈妈不宜睡席梦思床。准妈妈的卧具应以棕绷床或上铺5～10厘米厚的棉垫的硬板床为宜，并要注意枕头应松软且高低适宜。枕头是睡眠的必要用具，它影响着人每一天的睡眠质量，准妈妈处在特殊时期，更应注意枕头的选用。

怀孕第4个月的注意事项

怀孕第4个月时，准妈妈的孕吐和压迫感等不适症状消失了，这时准妈妈身心安定，但仍需要注意一些事情。

为了使胎宝宝发育良好，准妈妈应摄取充分的营养，蛋白质、钙、铁、维生素等营养素要均衡摄取，不可偏食。上班的准妈妈可以带一些营养品在办公室里食用。

这时准妈妈有可能出现妊娠贫血症，因此多补充铁尤其重要。

准妈妈身体容易出汗，分泌物增多，容易受病菌感染，因此应该每天淋浴，并且勤换内裤。

如果开始感到腰痛，准妈妈就要注意不能长时间保持一种姿势，要采取正确的姿势进行工作。

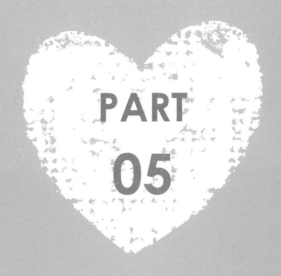

PART

05

孕5月

惊喜与困难共存

第17周　与便秘做斗争

🌼 准妈妈小课堂

因为子宫的迅速增大，准妈妈有时会感觉到一侧腹部出现轻微的触痛感，子宫两侧的韧带和骨盆也会发生相应的变化，以适应近期内胎宝宝的快速生长。

准妈妈从妊娠13周开始，食欲增加，食量大增，体重逐渐增加，平均每周增加350～500克，直到胎宝宝足月。

准妈妈要特别注意营养均衡，多吃一些新鲜蔬菜、水果，不可吃太多高脂肪、高碳水化合物食物，防止营养过剩造成体重增加过快、体形过胖，那样对母体和胎宝宝的健康都是不利的。

🌼 胎宝宝小课堂

随着妊娠月份的增加，胎动越来越频繁，而正常的胎动标志着妊娠正按照正常的步骤健康发展。

本周胎宝宝皮肤呈暗红色，不再透明，皮脂腺已发育，并且开始分泌，皮肤触觉已发育完全。脱落的上皮细胞与皮脂黏合而成为胎脂，覆盖在胎宝宝皮肤表面。胎宝宝开始有吞咽动作，羊水量达到400毫升，有明显胎动。胎宝宝心脏功能增强，用听诊器可以听到胎宝宝的心音。胎宝宝的耳郭向外突出，长成外耳形状，骨骼钙化逐渐扩展，骨骼肌肉发育健壮，胳膊、腿的活动开始频繁。本周起，胎宝宝全身分布胎毛，头发可以盖满头皮，头占全长的比重逐渐减小到四分之一。

准妈妈应该吃两个人的饭吗

很多女性在得知自己怀孕后，就开始努力加大饭量，希望借此来满足胎宝宝的营养需要。其实，准妈妈即使进食量加倍，也不等于胎宝宝就可以吸收准妈妈所吃食物的全部营养，准妈妈多吃的那部分，很可能大都变成了自己身上多余的脂肪。胎宝宝的营养是否足够，关键在于准妈妈对食物的科学性选择，而不是通过多吃来达到。

准妈妈要多吃富含叶酸、维生素的水果和蔬菜，少吃油炸食品和经食品工业加工处理过的食品，还要保证适量的脂肪供给。

准妈妈的最佳零食

准妈妈在正餐之外，可适当吃一点零食以补充不同的营养。对此，专家建议可适量食用瓜子，如葵花子、南瓜子等。

葵花子中蛋白质含量较高，热量又较低，且不含胆固醇，故它是健康的营养食品。

南瓜子性平味甘，营养全面，不仅吃起来香，而且还含有蛋白质、脂肪、碳水化合物、钙、铁、磷、胡萝卜素、维生素B_1、维生素B_2、尼克酸等，营养比例平衡，易被人体吸收利用。

准妈妈应预防感染

准妈妈感染病毒或细菌会影响胎宝宝生长发育，造成各种各样的畸形儿，以及造成先天性宫内感染，在孕早、中期可以引起流产。畸形儿如能在子宫内长大，亦可引起羊水过多、早产或胎死宫内。

准妈妈感染病毒时，病毒可通过胎盘进入胎宝宝体内，影响胎宝宝发育。临床医学证实，如果准妈妈在妊娠早期感染风疹病毒，有50%的概率发生流产、死胎或胎宝宝患先天性心脏病、聋哑、先天性白内障等情况；妊娠中期感染，有10%的准妈妈会生出畸形儿。准妈妈患尖锐湿疣时，胎宝宝经产道亦可受牵累。其他病毒也可侵犯胎宝宝的不同器官或系统，如风疹会造成先天性白内障，巨细胞病毒会造成脑钙化、脑和中枢神经系统的异常等。由此可见，妊娠期防止各种传染病感染非常重要。

准妈妈极易发生尿路感染，其原因是女性的尿道开口紧邻阴道口和肛门，使得后两者的分泌物和排泄物易于污染尿道，再加上因妊娠内分泌的改变和增大的子宫易引起输尿管功能性和机械性阻塞。若不及时治疗，可能会导致流产、早产、胎宝宝发育不良，甚至胎宝宝畸形。准妈妈尿路感染可发生于妊娠期的任何月份，极易被忽视，因为大多数患者无症状或症状轻微，所以应特别引起重视。

准妈妈为预防病毒感染应不到或少到公共场所，不要与传染病人接触，杜绝各种感染机会；要预防消化道感染，注意个人卫生和环境卫生；平时要注意外阴部清洁卫生，居室要保持良好的通风和日光照射。

🌸 准妈妈怎样预防便秘

准妈妈容易出现便秘。准妈妈由于胃肠道平滑肌正常张力和肠蠕动减弱，腹壁肌肉收缩功能降低，再加上饮食失调，如食物过于精细或偏食，摄入的粗纤维过少，或饮水太少以及运动量减少等因素，造成粪便在结肠和直肠停留时间过长而出现便秘。

患便秘的准妈妈，轻者食欲降低，导致肠功能失调；严重者诱发自身中毒，这是因为体内许多代谢产物通过粪便排出，重度便秘时，在肠管内积聚的代谢产物会被重吸收而导致中毒。这对准妈妈和胎宝宝都是不利的。

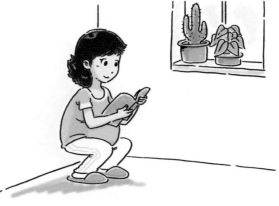

准妈妈预防便秘的方法

多吃富含纤维素的食物	要注意调理好饮食，多吃一些富含纤维素的绿叶蔬菜和水果，以增加纤维素的摄入量，特别是各种易消化且富含水分的瓜果，如冬瓜、西瓜等，同时，它们还有轻微的利尿作用。
养成按时大便的好习惯	不管有没有便意，在晨起、早餐后或晚睡前都应按时去厕所，久而久之就会养成按时大便的良好习惯。
多做运动	适当进行一些轻量活动，可促进肠管运动，缩短食物通过肠道的时间，并能增加排便量。
饮水润肠	可在每天早晨空腹饮一杯温水，能刺激肠道蠕动，有助于排便。
喝蜂蜜水促排便	如大便干燥，排出困难，可以取蜂蜜用温水冲服，有润肠通便的作用。不可服用泻药，以防引起流产或早产。

✿ 准妈妈患痔疮应保守治疗

准妈妈很容易患痔疮。这是因为妊娠期间准妈妈盆腔内的血液供应增加，变大的子宫会压迫盆腔静脉及下腔静脉，造成静脉血液回流受阻，再加上妊娠期间盆腔组织松弛，都会使痔疮发生和加重。分娩后，这些造成痔疮的因素会逐渐消失，痔疮的症状会得到改善，甚至消失。如果在妊娠期间对脱出来的痔疮进行套扎、冷冻等特殊治疗或手术切除，准妈妈会冒一定的风险，因此，只要不是大量或经常出血，还是等到分娩后再进行彻底的治疗。妊娠期间，准妈妈要多吃富含纤维素的蔬菜、水果，如有必要还可以吃些润肠通便的食物；上厕所宜采取蹲坑式，排便时间不宜过长。如果排便时痔疮脱出，应及时进行处理：排便后，洗净肛门，躺在床上，垫高臀部，在柔软的卫生纸或纱布上放些食用油，手拿油纸或纱布，将痔疮轻轻推入肛门深处，然后塞进一颗肛门栓，做提肛运动5~10分钟。

第18周 羊膜穿刺术？
其实不可怕

🌼 准妈妈小课堂

在准妈妈脐下两指左右处可以触摸到子宫。有一些准妈妈会出现鼻塞、鼻黏膜充血甚至鼻出血的情况，这主要是由妊娠期内分泌变化而引起的。遇上这种情况，准妈妈不可以自己随意滥用滴鼻药物或抗过敏药物，可采取食疗方式，吃一些中医食疗药膳和凉血的食物，即使不用药治疗，这种情况也会逐渐减轻和消失。但如果准妈妈鼻血不止，情况严重，应当怀疑是否患有妊娠期高血压，最好找医生查诊和指导。

到这个月，准妈妈腹部明显增大，身体重心前移。为了保持平衡，准妈妈的肩会向后仰，腰部会向后缩。因此，准妈妈最好穿平底布鞋，这种鞋有牢固、宽大的后跟支撑，走动时会平稳。准妈妈还应当选择鞋帮较松软的鞋子，且要穿得宽大一些，鞋底上最好要有较深的防滑纹路，以防止在地砖上滑跌。准妈妈不能穿高跟鞋，因为高跟鞋会使身体重心抬高，这样容易跌倒，而且走路时重心前倾，容易压迫腹部，不利于胎宝宝血气供应，对胎宝宝发育不好。

另外，疼爱自己就是宠爱胎宝宝，准妈妈需要多休息，注意保养。

🌼 胎宝宝小课堂

胎宝宝的听力在本月开始形成，胎宝宝能听到准妈妈心脏跳动的声音，最爱听的是准妈妈温柔的说话声和歌声。

胎宝宝已经开始努力地练习呼吸、吞咽及吮吸动作，为以后离开母体生活作准备。部分羊水会被吸入胎宝宝体内。胎宝宝的皮肤颜色发红，光滑通透，能透过皮肤看到血管，同时皮肤增厚，有了一定的防御能力，有利于保护内脏器官。

✿ 准妈妈不可暴饮暴食

孕期加强营养并不是说吃得越多越好。过量进食三餐，甚至进行多次、大量的加餐反而会导致准妈妈体重增长过快，营养过剩，结果对准妈妈和胎宝宝都没有好处。吃得过多还会使准妈妈体内脂肪蓄积过多，导致组织弹性减弱，产生严重的妊娠纹，分娩时更易造成滞产或大出血。此外，孕期过于肥胖的准妈妈还有发生妊娠期高血压、妊娠合并糖尿病等疾病的可能，而这些疾病对胎宝宝的发育十分不利，还会给准妈妈带来危害。

准妈妈进食过多使胎宝宝也深受其害。一是容易发生难产，胎宝宝体重越重，难产率越高。二是容易出现巨大儿，分娩时使产程延长，易影响胎宝宝心跳而发生窒息。胎宝宝出生后，由于胎儿期脂肪细胞的大量增加，易引起终生肥胖。三是围产期胎宝宝死亡率高。因此，准妈妈要合理安排饮食，每餐最好只吃七八分饱，并可由三餐改为五餐，实行少食多餐。

✿ 什么是羊膜穿刺术

羊膜穿刺术的原理是以约0.6毫米内径的长针，在超声波引导下，穿过准妈妈腹壁，经过子宫壁，到达羊膜腔，然后抽取20毫升的羊水。培养羊水中的胎心细胞后，可以分析胎心细胞的染色体以及许多酶的活性，由此可以作为染色体异常（如唐氏综合征）的产前诊断。

通常实施羊膜穿刺术宜在妊娠16～20周时，最晚不要超过22周。妊娠16周以前羊水量较少，由穿刺引起的流产率比较高；妊娠22周以后做检查，脱落细胞少，不易成功。

哪些准妈妈可以考虑做羊膜穿刺术

1. 满35岁以上的准妈妈可考虑做羊膜穿刺术或无创DNA检查。

2. 唐氏筛查高危的准妈妈。

3. 以前生产过先天性异常婴儿，特别是染色体异常的准妈妈。

4. 夫妻中有一个染色体不正常或者平衡异位。

5. 准妈妈是性连锁遗传疾病的携带者，在怀孕中期有必要查清楚胎宝宝的性别。

6. 有过特殊生育史或血清异常的准妈妈。准妈妈曾经生产过神经管异常的宝宝，或者是在怀孕阶段有过血清中的甲胎蛋白异常情况。

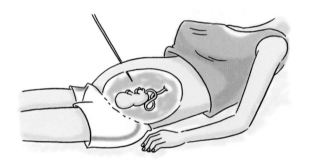

贴心小提示

羊膜穿刺术有什么危险？

羊膜穿刺术最主要的危险就是破水。如果破水了，会引起流产。这种情况的发生率大约是0.3%，即使医师的技术和经验再好，也无法完全避免。有的准妈妈担心穿刺会伤到胎宝宝，这是多虑的，因为该技术是在超声波引导之下操作的，所以不会伤到胎宝宝，当然也不会造成胎宝宝异常。

准妈妈体重定检很重要

怀孕18周开始，准妈妈要特别注意体重。妊娠期间准妈妈的体重平均会增加10～13千克。其中包括胎盘、胎儿、羊水，它们的总重量大约为6千克，其余重量来自准妈妈的腰、腹组织和血液的增加。如果营养摄取过量造成准妈妈过度肥胖，随着产期的临近，胎宝宝发育会逐渐产生障碍。过度肥胖的准妈妈患糖尿病和妊娠期高血压的概率更高，会影响胎宝宝的健康。准妈妈的理想体重增长值是每月增加的体重数不得超过500克。怀孕期间准妈妈增加的体重数是母体和胎宝宝健康的重要指标，因此为了使胎宝宝和准妈妈更好地度过妊娠期，准妈妈要特别注意体重增加情况。

该去医院做尿液检查了

准妈妈妊娠18周以后，如果出现水肿、蛋白尿、高血压，即可认为患了妊娠期高血压。这是妊娠期妇女，尤其是初产妇在妊娠过程中比较容易发生的并发症，它常常影响准妈妈的健康，严重时可危及生命，同时也是导致胎宝宝死亡的原因之一。准妈妈妊娠满4个月以后，需要每个月去医院做尿液检查，测量血压，看看有无水肿等；妊娠7个月后，需要每2周检查1次尿液；妊娠9个月后，需要每周检查2次尿液。有些准妈妈对此深感麻烦，但是，定期检查化验是为了准妈妈和胎宝宝的健康和安全，千万不要忽视。

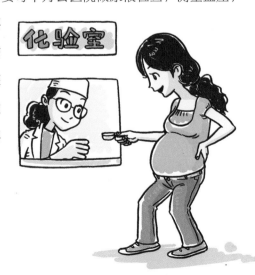

第19周　胎动，感受你的存在

🌸 准妈妈小课堂

　　本周前后，建议准妈妈最好再去做一次B超，以检查胎宝宝的生长发育情况，确定是否有先天缺陷，并检查一下脐带和胎盘状态。做B超检查时，可能在仪器屏幕上看见胎宝宝正在踢腿、屈身、伸腰、滚动或者吮吸自己的拇指等可爱动作。

　　现在准妈妈应该坚持有规律地计数胎动了，时间最好固定在每天晚间8～9时，胎动一般平均每小时3～5次。

　　准妈妈如果总是觉得疲倦、睡不够，那么，想睡就睡，不必多虑。

🌸 胎宝宝小课堂

　　此时胎宝宝的神经系统进一步发育，特别是大脑的发育会有惊人的进展。胎宝宝体内的基本构造已经发育到了最后完成阶段。延髓的呼吸中枢也开始活动，肺泡上皮开始分化。胎宝宝已经长到14厘米左右了，体重大约200克。骨骼几乎全部是橡胶样的软骨，一种可以保护骨骼的物质髓磷脂开始慢慢地裹在脊髓上。

🌸 孕中期不宜营养过剩

　　准妈妈适当地改善饮食，增加营养，可以增强准妈妈的体质，促进胎宝宝发育。但若营养过剩，危害不浅。营养过剩会造成准妈妈出现血压偏高，胎宝宝过大（超过4000克，即成为巨大儿）的现象。中国孕产妇的死亡率为0.488%，其主要原因之一是妊娠期高血压；另一原因是巨大儿造成的难产，使分娩期延长，引起产后大出血。因此，准妈妈不宜营养过剩。

准妈妈营养不良影响胎宝宝大脑发育

胎宝宝大脑是否正常与准妈妈孕期营养丰富与否有很大关系。

准妈妈营养不良会直接影响胎宝宝大脑的发育，轻者出现脑功能障碍，重者会使胎宝宝脑组织结构改变，甚至使胎宝宝出生后智力严重低下。其中蛋白质对胎宝宝的大脑发育至关重要，若准妈妈在怀孕期间增加蛋白质的摄入量，对胎宝宝脑细胞的发育十分有利。尤其是在准妈妈妊娠12~18周和妊娠最后3个月时，蛋白质的摄入量对胎宝宝脑组织的发育影响更为重大。

总之，准妈妈缺乏营养，可使胎宝宝脑的形态及组织结构均受到损伤，从而影响脑组织结构发育，导致胎宝宝出后智力低下。

胎动明显了

胎动，是胎宝宝各部位肌肉、骨骼的运动。其具体表现形式有滚动、踢、打嗝及呼吸运动等，它能被准妈妈明显感受到。正常的胎动是生命力的象征，它的出现好比胎宝宝向家长报告"我的情况良好"。胎动最初出现的部位是在下腹中部，明显的感觉是：好像手中轻轻地握住一只小鸟，这只小鸟正在挣扎欲脱时产生的一种急促、短暂、局限的感觉。胎动次数因怀孕周数而异。妊娠早期，胎动较弱、较少，妊娠18周以后逐渐增加。妊娠29~38周时胎动频率达到高峰，之后又稍微减弱直至分娩。每个胎宝宝有自己的胎动节律和频率，每日胎动次数一般在30～40次。一天中，早晨胎动较少，上午8～12时胎动较多，而后逐渐减少，下午2～3时最低，晚上8～11时又增加到最多。日平均每小时胎动3～5次，持续计数12小时，胎动30次以上则表示胎宝宝情况良好。准妈妈应该每日固定在晚间8～9时数1小时胎动。

✿ 准妈妈的情绪与胎动

人的个体差异在胎宝宝期就已显露出来，有的文静，有的活泼，这既与先天神经类型有关，也与胎内、外环境有关。正常情况下胎动多是好事，不但告诉准妈妈胎宝宝发育正常，而且也预示着出生后孩子的抓、握、爬、坐等各种动作将发展较快。但须注意，准妈妈情绪过分紧张、极度疲劳、腹部压力过重等，都可使胎宝宝躁动不安，产生剧烈的活动，这种反应是不好的征兆，它不但可引起流产、早产，而且易出现胎儿畸形或给出生后婴儿的行为带来不良影响。

准妈妈精神状态的突然变化，如惊吓、恐惧、忧伤、严重的刺激或其他原因引起的精神过度紧张，能使大脑皮质与内脏之间的平衡关系失调。如胎宝宝长期不安，体力消耗过多，出生时往往比一般婴儿体重轻1千克左右。如准妈妈与人争吵后3周内情绪不佳，在此期间，胎动次数较之前会增加1倍。

准妈妈在孕期的情绪长期受到压抑，往往会导致胎宝宝出生后出现身体功能失调，特别是消化系统功能容易出现紊乱。

准妈妈与胎宝宝的神经系统并无直接联系，但为什么准妈妈情绪不好会影响胎宝宝呢？这是因为准妈妈因情绪刺激引起自主神经系统活动，释放出乙酰胆碱化学物质，还可导致内分泌发生变化，分泌出不同种类、不同数量的激素，所有这些物质都通过血液经胎盘和脐带进入胎宝宝体内，从而影响其身心健康。另外，神经高度紧张使准妈妈大脑皮质的兴奋性增强，致使大脑皮质与内脏间的平衡失调，从而影响胎宝宝的正常发育。

胎动类型知多少

翻身运动	指胎宝宝躯干的左右转动。平均持续3～30秒，动作强。准妈妈可有翻滚、牵拉的感觉。
四肢运动	为单一的胎宝宝四肢运动，如打拳、踢脚。其动作强，时间短，为1～15秒。准妈妈可有踢、猛动、跳动的感觉。
短促的高频率运动	为单纯肢体或胸壁的活动。其力量弱、时间短，通常都在1秒以内。准妈妈可感到胎宝宝颤动、微弱的蠕动或打嗝。打嗝是一种胸壁的运动，每天1～4次，每次持续1～13秒。胎动受外界的影响较大，如准妈妈运动，则胎动次数减少；如强声、强光刺激或触摸腹部、服用葡萄糖，则可增加胎动次数。妊娠晚期常用胎动计数作为家庭自我监护的一项内容。

贴心小提示

胎动消失要小心

如果胎动消失12小时，则有胎死宫内的危险。据统计，其中有78%的胎宝宝有可能发生宫内窘迫、宫内生长受限、窒息、围生期死亡，也有胎宝宝畸形的可能。如果胎动减少至1小时不足3次，准妈妈应立即到医院看急诊，以免失去抢救时机。

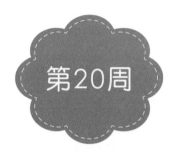

第20周 胎宝宝适合平静生活

准妈妈小课堂

怀孕20周时，母体子宫增长比较平稳，大约与脐带相齐平。此前，子宫生长不规律，从本周起，子宫直径大约每周增长1厘米。

准妈妈子宫的生长状况标志着妊娠的顺利与否。正确测量子宫，有助于了解子宫内部的状况。一种测量方法是以脐为参照点，测量脐部到子宫顶端的实际距离；还有一种测量方法是以耻骨联合为参照点，测量耻骨联合到子宫的实际距离。测量结果应当根据每个人的实际情况进行分析，被测量子宫过大时，有可能是预产期计算有误，也有可能是双胞胎妊娠，或者是羊水过多；而子宫过小，也有可能是预产期计算有误，或者是胎宝宝发育迟缓。无论是什么情况，都应当检查清楚原因。

胎宝宝小课堂

本周胎宝宝大脑皮层结构已经形成，沟回增多，运动能力增强。现在胎宝宝已经能和新生儿一样，时睡时醒了。睡着的时候，胎宝宝会摆出独特的睡眠姿势，有时会把下巴贴在胸口上，有时则会把头向后倾。

现在胎宝宝能吞咽羊水，其肾脏已经能够制造尿液，头发也在迅速地生长。

胎宝宝的感觉器官开始按区域迅速发育，神经元分成各个不同的感官，味觉、嗅觉、听觉、视觉和触觉都从现在开始在大脑里的专门区域发育，神经元数量的增长开始减慢，但是神经元之间的相互连通开始增多。

怀孕第5个月的营养重点

如果母体不能及时从饮食中获得充足的蛋白质、维生素、矿物质，母体的肌肉、骨骼等组织的营养就会被自然动用以保证胎宝宝的需要。这样，准妈妈就可能发生妊娠期贫血、甲状腺肿大、骨质疏松等疾病，以及体重增加异常等现象；而胎宝宝则有早产、生长受限等危险，其智力发育也会受到影响。

此时胎宝宝发育增快，需要有足够的热量、蛋白质和维生素，因此准妈妈应注意：

1. 充分摄取含有优质蛋白质的鱼、肉、蛋及大豆制品。

2. 食用含有维生素或铁质等矿物质类的绿黄色蔬菜、肝、贝类等。

3. 多摄取钙质，因为准妈妈所需的钙量为平常的2倍。

4. 多补充维生素C，可从淡色蔬菜、芋头、水果等食品中获取。

5. 获取足够的热量，主要从米饭、面包、油脂类等中获取。

一般来说，孕中期准妈妈的每日食谱可这样安排：粗、细粮各约200克，鸡蛋2个或豆制品100～200克，瘦肉或鱼100～200毫克，植物油30毫升，蔬菜500克，虾皮或海米5～10克，水果适量。

准妈妈不宜吃冷饮

准妈妈在怀孕期，胃肠功能减弱，对冷的刺激非常敏感。多吃冷饮会使胃肠血管突然收缩，胃液分泌减少，消化功能降低，从而引起食欲不振、消化不良、腹泻，甚至引起胃部痉挛，出现剧烈腹痛现象。准妈妈的鼻、咽、气管等呼吸道黏膜往往充血并伴有水肿，如果大量贪食冷饮，充血的血管突然收缩，血液减少，可致局部抵抗力降低，使潜伏在咽喉、气管、鼻腔、口腔里的细菌与病毒趁机而入，引起嗓子痛、哑、咳嗽，头痛等，严重时能引起上呼吸道感染或诱发扁桃体炎。因此，准妈妈吃冷饮一定要有所节制。

孕中期准妈妈尽量不出远门

怀孕后准妈妈最好不要出远门。因为旅途中有许多对妊娠不利的因素，如车、船的颠簸，旅途中的紧张、疲劳等，都是引起流产和早产的危险因素，而且万一出现异常情况，不能及时得到适当的治疗和护理。如果十分必要，准妈妈出门应选在怀孕20～28周时，这时相对安全一些。出发前准妈妈最好经医生检查或向医生咨询有关注意事项；旅行时避免单独一人活动，要有人陪同；外出时要特别注意饮食卫生，谨防肠道传染病，也不要到人群拥挤、嘈杂的地方去；旅途中如果感到疲劳要及时休息，发现腹部疼痛或阴道出血，要及时告诉陪同人员，最好到医院检查，以防不测。

准妈妈不宜去拥挤的场合

怀孕的妇女身体抵抗力比没有怀孕时要弱，所以容易受外界病原菌的感染而引发疾病。拥挤的场合易传播疾病，公共场合中各种致病微生物的密度远远高于其他地区，尤其在传染病流行的期间和地区，准妈妈很容易因出入拥挤场合而染上病毒和细菌性疾病。这些病毒和细菌对于一般健康人来说可能影响不大，但对准妈妈和胎宝宝来说却是比较危险的。所以，为了避免被传染病症，准妈妈要尽量避免到人员密集、混杂且空气流动性差的场所去，如车站、商场、超市和电影院等地。

此外，准妈妈在人多拥挤的地方挤来挤去，会有流产的可能，如挤公共汽车就很危险。人多拥挤的场合还容易发生意外，如在广场看节目，就有可能被人群挤伤。而且，人多拥挤的地方空气污浊，会给准妈妈带来胸闷、憋气的感觉，胎宝宝的供氧也会受到影响。

PART

06

孕6月
怀孕就得讲究吃

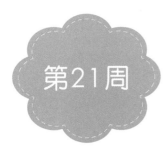

第21周　第一次"排畸"

● 准妈妈小课堂

准妈妈因为体态的变化，身体重心前移，走路不易平稳，还特别容易疲倦，在日常生活中，要特别注意安全。特别是外出散步时或上下楼梯时，准妈妈都要格外小心。

此外，近期内准妈妈容易便秘，注意多吃一些富含膳食纤维的蔬菜、水果。便秘如果严重，则一定要就医，不能硬撑。

准妈妈的情绪平稳会对胎宝宝的心理健康产生正面影响。准妈妈的郁闷心情和不良情绪，如悲伤、忧愁、抑郁等不良心境，大怒、过喜、骤惊等较强情绪刺激，都对胎宝宝不利。准妈妈焦虑不安、惊恐不定，会让胎宝宝缺乏安全感，形成不稳定的性格和脾气。子宫是胎宝宝所接触的第一环境，小生命在这个环境里的感受将直接影响其性格的形成和发展。如果准妈妈在妊娠期间感情生活和谐、温暖，胎宝宝能感受到，进而逐步形成平和的性格。因此，准妈妈今后要更加注意稳定自己的情绪，调整心理，满怀自信地走完孕程。

● 胎宝宝小课堂

本周胎宝宝脑细胞形成，会吮手指，听觉继续发育。胎宝宝的听力会在妊娠

5～7个月之间完全形成，最终胎宝宝能分辨出各种声音，并在母体内做出相应的反应。羊水是帮助胎宝宝在母体内活动的最佳物质。胎宝宝在羊水里可以任意移动，时而转动，时而弯曲，时而转身，时而翻跟头。羊水可以保持胎宝宝轻盈、温暖和清洁。包裹着胎宝宝身体的羊水，每3～4小时就会通过母体的身体循环彻底地更换一次，因此，准妈妈饮用大量的水可以帮助羊水的新陈代谢。

● 妊娠中期准妈妈穿衣有讲究

怀孕以后，准妈妈腹部渐渐鼓起，乳房逐渐增大，致使有的衣服穿不下了，需要重新添置，那么准妈妈的服装应该怎样选择呢?

上衣：准妈妈的衣着应该以宽大柔软、方便舒适为主，不可紧胸束腹。宽松的T恤、圆领长袖运动衫都比较适合准妈妈在孕期穿，而且分娩后仍能穿。

裤子：准妈妈的裤子也不能过紧，否则，腹部受压会影响子宫血流，还会使增大的子宫不能上升，久而久之会造成垂腹，致使胎位不正。此时，既舒服又无约束的运动装是准妈妈很好的选择，只需将裤腰的松紧带改为带子，就可适应准妈妈的腰围。

乳罩：孕期准妈妈的乳房会变得膨大，婴儿出生或断奶后，还容易下垂。因此准妈妈应佩戴能起托扶作用的乳罩，最好选择棉质产品，肩带要宽一点，乳罩杯要深些。

内裤：可选择上口较低的迷你内裤或上口较高的大内裤。内裤要有足够的弹性，以适应不断变大的腹部。

● 准妈妈居室不宜摆放的花草

花草可以装点居室，净化室内空气，但并非所有的花草都适合摆放在室内，尤其是准妈妈的居室，置放花草则要更加讲究。茉莉花、夜来香、丁香、水仙、木兰等花卉有浓烈的香味，会使准妈妈食欲减退或嗅觉失敏，甚至可引起头痛、恶心和呕吐等不良反应。万年青、仙人掌、五彩球、洋绣球、报春花等植物，人接触后易发生皮肤瘙痒、皮疹等皮肤过敏反应。因此，准妈妈居室内以不放置花草为宜。

◉ 准妈妈要保证适量的有氧运动

准妈妈在运动前要做好合理的计划，并将运动计划拿给妇产科医生看，与医生认真讨论健身计划的安全性。准妈妈如果有健康问题，运动会对准妈妈或胎宝宝造成伤害的，运动前一定要咨询妇产科医生。如果经医生许可，准妈妈可以先由较轻松的，不至于引起疼痛、呼吸困难或过度疲倦的运动着手，然后慢慢地增加运动量。如果感觉不舒服、呼吸困难或非常疲倦，请减少运动量。

如果准妈妈在怀孕前就有运动习惯，那么怀孕时保持运动会比较容易，但要适当减少运动量。如果准妈妈以前没有运动习惯，则怀孕时要很缓慢地开始运动，不要操之过急。对于准妈妈来说，最舒服的运动就是不会额外增加身体负担的运动。怀孕时，准妈妈可以持续游泳与骑健身车，走路与低冲击力的有氧运动也是可以接受的，如一些基础瑜伽动作。准妈妈可以和妇产科医生讨论，以决定何种运动对母体与胎宝宝最好。

◉ 什么是大畸形筛查

大畸形筛查，简称"大排畸"。大排畸主要是通过B超检查胎宝宝的五官、四肢以及内部各个器官有无异常，大排畸检查一般会安排在怀孕20~24周时，最早不早过18周，最晚不过28周。

多数医院的大排畸检查是通过三维或四维彩超来做的，可清晰显示胎宝宝的五官、四肢、各器官的发育情况，对胎儿畸形，如唇裂、腭裂、骨骼发育异常、心血管畸形等能尽早发现。大排畸可以筛查：无脑儿、严重的脑积水、严重的开放性脊柱裂、严重的脑膨出、严重的胸腹壁缺损、内脏翻出、单腔心、致死性软骨发育不全、多指或少指畸性、肢体畸形等。

一般来说，B超检查可以查出胎宝宝四肢或其他部位的明显畸形，但因设备、人员、技术有限，大排畸会存在一定的漏诊率，即使是做了筛查，也不能排除胎宝宝后期畸形的可能。

另外，因为每个人检查时孕周不同，不同个体官内胎宝宝的发育也不会完全相同，所以不要因检查报告上的数字与别人不同就紧张。建议准妈妈把报告拿给产前诊断医生，专业的产前诊断医生会给准妈妈一个详细、科学的解释。当报告有异常时，医生会给出下一步建议，如观察、复查、引产等。

● 遗传筛查的方法

目前常用的遗传筛查方法有如下几种：

1.羊膜穿刺术。一般在怀孕16～20周时进行，羊水细胞培养10～18天后进行染色体核型分析，也可做代谢性疾病分析。

2.绒毛吸取术。孕早期进行绒毛活检、滋养层细胞培养及染色体核型分析。

3.胎儿镜检查。在胎儿镜的帮助下，可直接观察胎宝宝及胎盘的状况，并可采集羊水、抽取胎宝宝血液及进行胎宝宝皮肤活检等。

第22周　准妈妈的带球运动

❀ 准妈妈小课堂

　　由于下腹部的隆起开始渐渐地明显，为防止腹部发冷及松弛，准妈妈可以在医生指导下使用腹带，以改善和预防由姿势的失常而引起的腰痛，支撑并固定膨胀起来的腹部，保持正确的姿势，使行动轻快。现在准妈妈会感觉身体舒服了许多，这段时期属于整个妊娠期里最为轻松的时段。有不少准妈妈在这一阶段会出现牙龈出血，这是因为孕激素的作用，使牙龈变得肿胀、充血，即使平时刷牙很注意、动作很轻，也有可能出血。

❀ 胎宝宝小课堂

　　到本周，胎宝宝的眼睑和眉毛已经长出，指甲清晰可见，肝脏已经具备了一些功能。肝脏的一项重要功能是分解处理胆红素，胆红素是红细胞的分解产物，胎宝宝的红细胞生命周期较短，因此胆红素的产量较高。到胎宝宝出生时，肝脏功能得到极大增强。

❀ 准妈妈不宜过量食用海带

　　海带中含有丰富的蛋白质、碳水化合物、矿物质和纤维素，特别是碘含量很高，对人体健康大有益处，但准妈妈过量食用海带会事与愿违，会对胎宝宝产生危害。

首先，海带中含有较多的碘，碘被吸收进入血液后，可以通过胎盘进入胎宝宝体内，准妈妈每日摄入的海带量超过20克以上时，即可对胎宝宝产生不良影响。过多的碘可引起胎宝宝甲状腺发育障碍，婴儿出生后可能出现甲状腺功能低下症状。

其次，现代工业的高速发展造成环境污染严重，其中包括海水的污染，而海带不只对碘"情有独钟"，对砷、铅、汞也"一视同仁"，所以海带中吸附着这些毒性极强的金属元素。其中砷含量较高，准妈妈长期大量食用海带，会引起砷蓄积中毒，并通过胎盘对胎宝宝产生影响，造成畸形儿、死胎等。

再次，海带有软坚、散结、化瘀的功效，食用后对早期妊娠有造成出血、流产之弊。

因此，准妈妈不宜过量食用海带。

适合孕中期的几种运动

适合准妈妈的运动有以下几种：

1. 散步。天气适宜时，准妈妈可以在亲友的陪同下到空气清新、人较少的公园、郊外田间小道上或树林里散步，每周3～5次。散步的时长和距离以不觉劳累为宜。

2. 游泳。游泳是比较适合准妈妈的运动之一。它安全、舒适，活动量适中，能锻炼腹部、腰部和腿部力量，增加肺活量，提高身体的协调性。同陆上运动相比，游泳还具有减轻腰部压力的优点。但要注意游泳池水的卫生。

3. 做广播操。每日准妈妈可在散步之后或工作之余做几节广播操。怀孕头3个月内，不要做跳跃运动，而且每节操可少做几个节拍，动作幅度应小一些，节奏慢一些；怀孕4个月之后，可做全套，但弯腰和跳跃要少做或不做；到了孕后期，要减少弯腰和跳跃，但可以增加脚腕、手腕、脖子等的活动。

4. 每天坚持做准妈妈体操。做准妈妈体操能减轻腰腿疼痛，松弛腰部和骨盆的肌肉。做操前排尽大小便；做操时动作要轻柔，运动量以不感到疲劳为宜。

准妈妈游泳好处多

准妈妈参加劳动或体育活动时，或多或少会引起子宫收缩，子宫收缩时，子宫血流量会相应减少，因此对胎宝宝的供血也相应减少。对身体健康的准妈妈而言，参加体育活动虽然可致子宫血流量减少，但通常并不会影响胎宝宝，因为胎宝宝具备相当强的耐受力。相反，准妈妈运动后可有效地促进盆腔血液循环，增进机体新陈代谢，这些对准妈妈和胎宝宝都是有益的。游泳时的呼吸运动和肌肉用力等情况颇似分娩，因此，游泳锻炼对准妈妈最大的好处是有益于缩短分娩时间和降低难产发生率。当然，准妈妈游泳一般不宜超过1小时，一次游300～400米即可。游泳前准妈妈要做好充分的热身运动，避免跳水和仰泳。游泳时应有救护设备，同时保证在救生人员监护下进行。

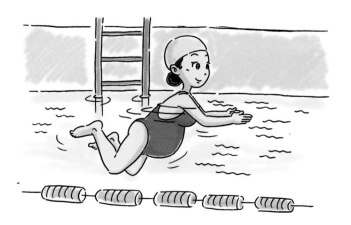

妊娠期运动的注意事项

如果妇女在孕前经常锻炼，那么孕后幅度较小的锻炼项目应该坚持下去，但时间和强度应加以控制；如果孕前不经常锻炼，那么孕后运动可以从小到大逐渐增加，直到强度适当。怀孕前3个月准妈妈最好不要做幅度和强度较大的运动，较大强度运动最适宜的时间段是从怀孕4个月开始，到怀孕7个月停止。准妈妈不可以做举重和仰卧起坐运动，因为它们会妨碍血液流向肾脏和子宫，影响胎宝宝发育，甚至导致流产；不要跳跃、猛跑、突然拐弯或弯腰，也不要做时间太长、太累的运动；夏天锻炼的时间安排在早晚比较合适；要多喝水，充分休息。如突然感到头晕、呼吸不畅或者心跳加快、重心不稳等，要立即停止活动，仔细观察；如有血压较高且降不下来、腹部特别疼痛、阴道流血、羊水流出、心律紊乱等情况之一时，应尽快就医。最后，准妈妈如果患有心脏病、肾脏泌尿系统的疾病，有过流产史，患妊娠期高血压和血压不稳定，则不适宜做运动。

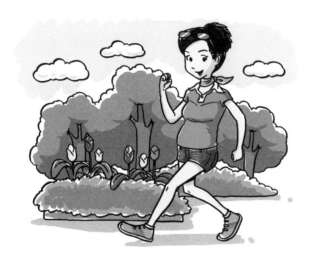

● 孕中期保健操

这里介绍3套保健操：

1. 身体直立，双手垂直放于腰部，缓缓向上划圆弧，做吸气运动，手举至头顶时，再缓缓放落下来，同时做呼气运动。该操可以活动上肢关节，提高肺活量。

2. 双臂前平举，向两侧缓缓平举，同时做吸气运动，然后双臂向胸前合拢，缓缓下垂，同时做呼气运动。该操可以活动上肢关节，锻炼肩胛肌、背肌和胸肌。

3. 坐在凳上，两脚分开同肩宽。上身向右侧下弯（注意：动作不宜过于激烈，下弯幅度不宜过大），同时做呼气运动，上身缓缓挺直，同时做吸气运动。再向左侧下弯，反复几次。该操可以锻炼腰部，使腰肌发达，增强腰的灵活性。可每天重复5～10次。这套操应根据个人的身体条件来决定活动量。

第23周　补钙的正确方式

准妈妈小课堂

胎宝宝生长发育越来越快，所需的各种营养量也有所增加，这时，准妈妈尤其要重视营养的均衡摄取。

近阶段是胎宝宝和准妈妈都比较安定的时期，较适宜做一些运动，如柔和的体操、缓慢的深呼吸，有利于全身血液循环，促进消化和营养的吸收，对准妈妈和胎宝宝都十分有益。

孕期坚持适当运动的准妈妈生下来的新生儿心脏会比一般婴儿功能好一些。此外，准妈妈适当运动能促进腰部及下肢血液循环，减轻腰腿酸痛及下肢浮肿，有助于促进身体对钙、磷的吸收。怀孕中后期的准妈妈常会有"烧心感"，所以日常饮食要注意：不要过于饱食，也不要一次喝入大量的水，特别是不要喝浓茶及含咖啡因、巧克力的饮料，它们都会加重食道肌肉松弛；少吃辛辣性食物、过冷或过热的食物，因为它们会刺激食道黏膜，加重"烧心感"。

胎宝宝小课堂

本周胎宝宝的胰腺已经具备了部分功能，能分泌出较重要的激素——胰岛素，它对于血糖的代谢至关重要。胎宝宝的血糖增高时，胰腺能反射性地增加胰岛素的分泌量，从而降低血糖。胎宝宝在母体内经常处于睡眠状态，睡觉姿势已经与出生后相似，或下巴贴着胸膛，或脑袋向后仰。手足活动逐渐增多，身体的位置常在羊水中变化，这时候如果出现臀位，准妈妈不必害怕，因为此时胎位还没有固定。胎动正常是胎宝宝在子宫内情况良好的表现，正常妊娠18～20周时，大多数准妈妈可以感觉到胎动，开始时较轻微，次数也较少。

● 准妈妈不宜节食

有的年轻准妈妈怕吃得太胖影响形体美观，或怕胎宝宝太胖，分娩困难，为此常常节制饮食，尽量少吃。其实这种做法是十分有害的。

准妈妈过度节制饮食容易造成营养不良，对自己和胎宝宝都有极大危害。

如果准妈妈缺乏蛋白质就不能适应子宫、胎盘、乳腺组织的变化，尤其是在孕后期，会因血浆蛋白降低而引起水肿，还会使抗体合成减少，对疾病的抵抗力降低而导致多病；缺钙会使骨骼软化，腰酸腿痛；缺铁会出现贫血、头昏脑涨；缺乏维生素A，不但容易出现流产和胎宝宝发育不良，而且还会使母体抵抗力降低，容易发生产后感染；缺乏维生素B_1会影响食欲和乳汁分泌，加剧下肢水肿，易得脚气病；缺乏维生素C，会加剧便秘、贫血等孕期症状，并容易出现早产、流产。

对胎宝宝来说，先天营养是决定胎宝宝生命力的重要环节，营养供给不足会带来严重后果，如缺乏蛋白质，就会影响神经细胞的增殖，导致智力低下；缺乏无机盐、钙、磷等元素，就会影响骨骼、牙齿的生长发育，使胎宝宝易得软骨病；缺乏维生素，会导致免疫力下降，影响生长发育，甚至可导致发育不全；缺乏脂肪，胎宝宝出生后容易发生低血糖和呼吸窘迫症；营养不足的新生儿抵抗力普遍较低，对孩子今后的智力发育也有一定影响。

由此可见，准妈妈不可任意节食，饮食安排要合理，讲究荤素搭配、营养均衡，否则就容易造成某种营养素的缺乏或相互间失去平衡。怀孕5个月后，准妈妈每日至少需摄入热量2400～2600千卡，这些热量可从饮食中获得；要多吃鸡、蛋、鱼、瘦肉、猪肝、乳类、杂粮、豆类、新鲜蔬菜、水果和海产品等；要合理搭配饮食，不挑食、不偏食，这样才能满足妊娠期营养的需求。

妇女怀孕以后，新陈代谢变得旺盛起来，与妊娠有关的组织和器官也会发生增重变化，整个孕期准妈妈会增重11千克左右。所以准妈妈体重增加、身材发胖一些都是必然的、合理的，大可不必担心和控制。

补钙的正确方式

我国营养学会推荐的膳食中，钙的供给量标准为：怀孕4～6个月时，每日1000毫克；怀孕7～9个月时，每日1500毫克；哺乳期为每日1500毫克。所以妊娠中、晚期的准妈妈，每日摄入1500毫克钙最佳。

日常饮食可提供的钙量为400毫克左右，而250毫升牛奶中就含钙300毫克。所以孕中期，准妈妈只要正常饮食，多吃些含钙食物，每日饮用500毫升新鲜牛奶，就可以轻松满足钙的摄入量，基本不需要额外服用钙剂。孕中、晚期，尤其是冬季，光照不足、户外运动减少时，准妈妈钙的需求量增加，可酌情补充钙剂。

实验表明，单支钙剂的钙含量在500毫克以下时，吸收率最高，所以准妈妈在服用钙剂的时候，最好尽量选择剂量小的钙片，每天分2～3次服用，这样做，补钙的效果要优于一次性服用。另外，准妈妈只要每天在阳光充足的室外活动半小时以上，就能合成足够多的维生素D，以促进钙的吸收。

补钙最佳时间是晚饭后半小时，因为此时血钙浓度较高，最适合补钙。另外，钙容易与草酸、植酸结合，影响钙的吸收，因此含草酸和植酸丰富的食物，如菠菜、竹笋等，最好不要与含钙丰富的食物共烹。

但准妈妈也不可过度补钙，因为过量的钙会沉淀在胎盘血管壁中，引起胎盘老化、钙化，分泌的羊水减少，使胎宝宝无法得到由母体提供的充分的营养和氧气，过硬的头颅也会使产程延长，让胎宝宝的健康甚至生命安全受到威胁。准妈妈还不可服用过量的维生素D，否则会引起食欲减退、乏力、心律不齐、恶心、呕吐等症状。因此，准妈妈补钙要科学。

● 准妈妈不宜过多进行日光浴

日光浴与我们平时说的"晒太阳"有很大区别，两者在接受阳光的方式与程度上有差别。日光浴需要尽可能地裸露体表皮肤，使之直接接受阳光的照射，而且照射的时间也较长。而"晒太阳"在阳光照射的范围和照射的时间上则要比日光浴少很多。

日光中的紫外线是一种具有较高能量的电磁辐射，有显著的生物学作用。"晒太阳"能促使皮肤在日光紫外线的照射下制造出维生素D，进而促进钙的吸收和骨骼的生长。但是，过度日光浴则会因为接受紫外线量过大而引起皮肤损伤，严重的还可能诱发皮肤癌。如果准妈妈进行日光浴，还会加剧乳晕、外阴、脐周、脐下正中线黑色素沉着。日光浴可使准妈妈脸上的色素斑点加深或增多，出现妊娠蝴蝶斑或使之加重，还可能发生日光性皮炎。初夏季节，人们的皮肤尚无足量黑色素起保护作用时，以上现象更易发生。此外，日光对血管的扩张作用，还会加重准妈妈的静脉曲张。

因此，准妈妈不但不宜进行日光浴，而且在烈日下外出活动时，还要注意防护，如戴草帽、太阳镜和用伞具等遮挡紫外线。

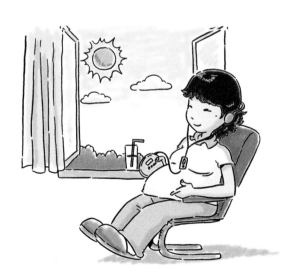

第24周 警惕可怕的妊娠期糖尿病

🌸 准妈妈小课堂

此时，准妈妈感觉到的胎心音和胎动会更加清楚，在腹部能准确摸到胎宝宝的位置。包括初孕者在内，几乎所有的准妈妈都能感觉到真真切切的胎动。对大多数准妈妈而言，感受胎动是一件很有意义的事情，标志着准妈妈第一次感受到和新生命有了直接的接触与交流。

现在准妈妈体重开始明显增加，腹部膨大得已经很引人注目，乳房也明显增大、隆起，行走和活动已经开始显得很不方便，身体的重心有些前移，很容易跌倒，特别在上下楼梯、走过光滑的地面和登高取物时，尤其要小心。

怀孕24周时，胎宝宝体内开始储备脂肪，因此准妈妈在饮食上应分别控制对植物油与动物油的摄入量。植物油中所含的必需脂肪酸很丰富，而动物类食品如肉类、奶类、蛋类均含有较高的动物油脂，所以准妈妈不必额外摄入动物油，在烹调食品时用动、植物油搭配就足够了。

准妈妈在这个阶段还有可能会发生便秘，便秘的情况可以通过正确的饮食调节来解决，可以多吃一些润肠通便的食物，如粗粮、新鲜蔬菜、新鲜水果、蜂蜜、芝麻等。同时注意保持适度运动，促进肠道蠕动，有利于消化，不要擅自服用泻药。

● 胎宝宝小课堂

羊膜囊在卵子受精后第12天开始形成，随着妊娠周数的逐渐增加而增长。羊膜囊有极其重要的作用，可为胎宝宝提供生长和活动的空间，还对外部的撞击有隔离和减震作用，可以有效调节胎宝宝体温，通过羊膜穿刺术抽取羊水进行分析能估计胎宝宝的健康和成熟程度。

羊水包含在羊膜囊中，妊娠期间羊水量的变化很大，妊娠12周时约为50毫升，20周时约为400毫升，24周后，随着预产期的临近，羊水量会越来越多。到妊娠36～38周时，羊水量能达到1000毫升左右。羊水的成分也会发生很大变化，妊娠20周以前，羊水的成分类似于血浆的成分，20周以后，羊水中胎尿含量逐渐增加，血细胞、胎毛、胎脂等成分也会增加，所以通过羊水分析可以了解胎宝宝的发育情况。

● 怀孕第6个月的营养需求

怀孕第6个月，胎宝宝的快速发育使准妈妈的消耗增加，准妈妈应该注意适当增加营养，以保证身体的需要。

准妈妈体内能量及蛋白质代谢加快，对B族维生素的需要量增加，因此，准妈妈在此时期应该摄入富含此类物质的瘦肉、肝脏、鱼、奶、蛋及绿叶蔬菜、新鲜水果等。

此时胎盘和胎宝宝发育所需的血液量增加，准妈妈对铁的需要量达到孕前的2倍。准妈妈本身体内胃酸较多，会影响食物中铁的吸收，再加上孕期血液稀释使铁的水平降低，因此容易发生贫血。贫血会使准妈妈发生妊娠期高血压的概率明显增高，还会使胎宝宝的生长发育受到影响。因此，准

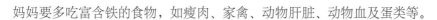

妈妈要多吃富含铁的食物，如瘦肉、家禽、动物肝脏、动物血及蛋类等。

● 准妈妈腹泻如何治疗

准妈妈或可能怀孕的妇女出现腹泻时要立刻看医生，检查腹泻原因。治疗用药首选黄连素，可以加思密达收敛肠道水分；另外要补液，保证电解质平衡；饮食以半流质为主，可以不禁食。黄连素又称小檗碱，是从黄连、黄柏等中药中提取的生物碱。黄连素口服后，几乎不被胃肠道吸收，只是停留在肠道表面，对抗致病的细菌。这一特性虽然使黄连素对胃肠道以外的感染没有效果，但由于黄连素不被吸收入血液，所以不良反应很少。黄连素和思密达的不良反应均为便秘，所以止泻即停药。若准妈妈患的是症状严重的感染性腹泻，应及时去医院就诊。

● 准妈妈不可乱抹的外用药

妇女在妊娠或哺乳期应慎用外用药，因为一些外用药能通过皮肤吸收进入血液，损害胎宝宝或婴儿健康。孕妇应慎用的外用药有：

杀癣净：其成分是克霉唑，多用于治疗皮肤黏膜真菌感染，如体癣、股癣、手足癣等。动物实验发现它对胚胎有毒性作用。哺乳期妇女外用此药时，药物成分可以进入乳汁。虽然临床上未见明显不良反应报道，但为了宝宝健康，此药应该慎用。

百多邦软膏（莫匹罗星）：它是一种抗生素外用软膏，在治疗皮肤感染方面应用较广泛。但有不少专家认为，妊娠期最好不要使用该药。因为其中的聚乙二醇会被人体吸收且蓄积，可能引起不良反应。

阿昔洛韦软膏：属抗病毒外用药（疱疹急性期可外用）。但抗病毒药物一般是抑制病毒DNA（脱氧核糖核酸）的复制，同时对人体细胞的DNA聚合酶也有抑制作用，从而影响人体DNA的复制。所以，在妊娠期使用该药应慎重，听从医嘱。

糖皮质激素：这类药具有抗炎、抗过敏作用，广泛用于荨麻疹、湿疹、药疹、接触性皮炎等的治疗。该药还能通过皮肤吸收，小剂量分布到乳汁中。

处在孕期或哺乳期的妇女，无论使用口服药物还是外用药物，都应该在医生的指导下使用，以保证用药安全且有效。

妊娠期糖尿病的饮食原则

原本并没有糖尿病的妇女，在怀孕期间发生葡萄糖耐受性异常时，就认为患妊娠期糖尿病，这种病症可能引起巨大儿、死胎、羊水过多、早产、新生儿血糖过低及准妈妈泌尿道感染等，不但影响胎宝宝发育，也危害母体健康。因此，准妈妈在怀孕期间检查是否有糖尿病是很重要的。准妈妈年龄超过30岁，家族中曾经有人患过糖尿病，准妈妈本身较为肥胖，曾孕育过巨大儿、羊水过多症的婴儿时，应高度警惕患此病的可能。通常准妈妈于妊娠24～28周时，经过75克口服葡萄糖耐量试

避免妊娠期糖尿病饮食上应遵循六大原则

注意热量需求	妊娠初期准妈妈不需要特别增加热量，中、后期必须依照孕前所需的热量，每天再增加100大卡。还要注意孕期中不可控制饮食减肥。
注意餐次分配	为维持血糖值平稳及避免酮血症的发生，餐次的分配非常重要。因为一次进食大量食物会造成血糖快速上升，且母体空腹太久时，容易产生酮体，所以建议准妈妈少食多餐，将每天应摄取的食物分5～6餐食用。睡前要补充点心，避免因晚餐与隔天早餐的时间相距过长而饥饿。
正确摄取碳水化合物	碳水化合物的摄取目的是提供热量、维持代谢正常，但不宜摄入过多，需避免酮体产生。准妈妈不应不吃主食，而是应尽量避免含糖饮料及甜食，如有需要可加少许糖，但应选用对胎宝宝无害的成分。尽量选择纤维含量较高的未精制主食，可更有利于血糖的控制。患妊娠期糖尿病的准妈妈早晨的血糖值较高，因此其早餐应少含淀粉类食物。
注重摄取蛋白质	如果在孕前已摄取足够营养，则妊娠初期准妈妈无须增加蛋白质的摄取量，妊娠中、后期每天需增加蛋白质的量各为6克、12克，其中一半是来自蛋、牛奶、深红色肉类、鱼类、豆浆及豆腐等豆制品的高生理价值蛋白质。每天至少喝两杯牛奶，以获得足够的钙，但不能将牛奶当水喝，以免血糖过高。
油脂类要注意	烹调用油以植物油为主。
多摄取纤维质	在可摄取的分量范围内，准妈妈应多摄取高纤维食物，如以糙米或五谷米饭取代白米饭，增加蔬菜的摄取量，吃新鲜水果而勿喝果汁等，如此可延缓血糖的升高，帮助血糖的控制，也比较有饱腹感，但不可无限量地吃水果。

验，测出空腹、服糖后1小时、2小时的血糖浓度，若发现其中任何一项数值达到或超过标准值时（空腹，5.1毫摩尔/升；服糖后1小时，10毫摩尔/升；服糖后2小时，8.5毫摩尔/升），则可诊断为患妊娠期糖尿病。

妊娠期糖尿病患者营养的需求与正常的准妈妈相同，只不过要更注意热量的摄取、营养素的分配比例及餐次的分配；此外，应避免摄取甜食及油腻食物，并增加膳食纤维。其目的是为母体与胎宝宝提供足够的热量及营养素，使母体及胎宝宝能适当地增加体重，符合理想的血糖控制，预防妊娠毒血症及减少早产、流产与难产的发生概率。

❀ 准妈妈验尿能准确验出糖尿病吗

每位准妈妈在产检时都会检验尿糖，如果准妈妈处于高血糖状态，尿液里面自然就会含有大量的碳水化合物，验尿会表现尿糖的阳性反应。但并不是每位患妊娠期糖尿病的准妈妈都能够经过验尿查出。此外，妊娠妇女肾糖阈偏低，没有糖尿病的人也可能出现尿糖阳性。所以，在适当的时机，应检测血糖来筛检妊娠期糖尿病。

❀ 糖尿病对母体及胎宝宝有什么影响

糖尿病是一种糖代谢不正常的疾病，如果是在妊娠期才发生，或是在妊娠期才首次被诊断，都称作是妊娠期糖尿病。孕前已有糖尿病的准妈妈，怀孕后可以发生许多并发症，包括母体视网膜病变、肾脏病变及神经病变。患该病的准妈妈新陈代谢异常，且高血糖会造成血中酮体增高，引起酸中毒。胎宝宝也会受母体影响，可能会在子宫内因为缺氧而胎死腹中；因准妈妈高血糖造成巨大儿，引起难产；也可造成羊水过多而早期破水或早产；新生儿也可能在出生后，因血糖过低而猝死。

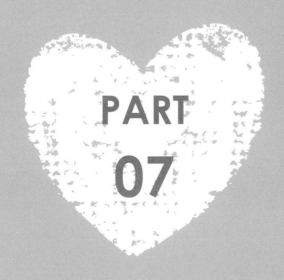

PART

07

孕7月

宝贝的"房间"越来越小

第25周 准妈妈有暴脾气

✿ 准妈妈小课堂

准妈妈的子宫越来越大，开始压迫到下腔静脉，使血液回流受到阻碍，从而引起下肢水肿、静脉曲张。

穿弹性袜可以帮助缓解静脉曲张的症状，可通过弹性袜的弹性加强血液回流以治疗静脉曲张。如果能以托腹带托住腹部，可以尽量减少子宫对下腔静脉的压迫，对减缓静脉曲张也有一定的帮助。

有些准妈妈还会出现便秘、痔疮、腰酸、背痛等症状，也可能会出现植物神经功能不稳定状态，如头晕、恶心、呕吐，甚至突然晕倒，也容易发生肌肉痉挛、神经痛或麻木感。怀孕25周时，准妈妈应当考虑进行尿糖测试，以预防妊娠期糖尿病。怀孕期间准妈妈患糖尿病的案例很多，但是准妈妈不必太惊慌，只要在医生的指导下适当地用饮食或药物来控制病情，同样可以拥有一个健康的小宝宝。

✿ 胎宝宝小课堂

第25周时，胎宝宝的上下眼睑已经形成，鼻孔开通，容貌可辨；皮下脂肪尚不充足，皮肤呈暗红色且皱纹多，脸部形同老人一般；脑部开始发达，并能自行控制身体的动作。男性胎宝宝的睾丸还没有降到阴囊内，女性胎宝宝的大阴唇尚未发育成熟。胎宝宝对母体外生活的适应能力还没有完全具备，如果现在出生，容易因早产导致发育不良而夭折。因此，防止早产是准妈妈近期内特别要注意的事项。

✿ 准妈妈为什么爱发脾气

女性在怀孕后，由于内分泌的变化带来了心理和情绪上的改变，这种改变可以分为3个阶段。

妊娠4～12周为情绪不稳定期。怀孕后的妊娠反应和社会角色的变化容易使准妈妈产生羞怯、恐怖和反感的心理。妊娠反应给准妈妈带来的身体不适和对分娩的恐惧，也使准妈妈从心理上还不大愿意接受这个小生命。这一时期，准妈妈情绪很不稳定，爱发脾气。

妊娠13～32周为逐渐适应期。这个时期准妈妈已度过妊娠反应期，身体状况逐渐好转，心理上也开始接受现实。然而，准妈妈因为压力大，如害怕生出畸形儿，或对胎宝宝的性别有所期待，幻想增加，恐惧感仍然存在。此时准妈妈会尽力避免可能存在的危险，保护胎宝宝的意志明显增强。

妊娠33～40周是准妈妈过度负荷期。胎宝宝发育迅速，致使准妈妈负担过重，行动不方便，且临近分娩，准妈妈思想压力增大，因此，这一时期的准妈妈精神压抑、焦虑、易激动。

以上准妈妈情绪的变化是正常现象，因此，家庭成员尤其是准爸爸，要体谅准妈妈，并帮助她解除忧虑和不安，使准妈妈平静而又愉快、自信地度过10个月孕期，迎接宝宝的到来。

✿ 影响准妈妈睡眠的七大因素

孕中期，准妈妈可能会时常感觉睡眠质量不佳，一般是由以下七大因素导致的。

影响准妈妈睡眠的七大因素

尿频	由于准妈妈的肾脏比孕前多过滤30%～50%的血液，所以尿液也就多了起来。随着胎宝宝的生长，准妈妈的子宫变大，子宫压迫膀胱也会导致小便次数增多。
腿抽筋、背痛	由于身体负担过重导致腿抽筋、背痛，也会让睡眠质量不佳。
心率加快	由于准妈妈心脏需要输出更多的血液，供血给子宫，因而心脏的工作量加大，心率加快，影响睡眠。
呼吸短促	由于子宫所占空间越来越大，其对隔膜的压力也增大，从而导致呼吸困难，影响睡眠。
胃灼热及便秘	孕期，由于胃食管反流而感觉胃灼热；吃进去的食物在胃和肠中滞留时间长，会引起便秘，这些都会影响准妈妈的睡眠质量。
孕期梦多	很多准妈妈反映她们的梦境非常逼真，而且有时还做噩梦，从而影响睡眠质量。
精神压力大	不少准妈妈会担心胎宝宝的健康，害怕生出畸形儿等，精神压力非常大，不能很好地入睡。

✿ 妊娠斑的处理和妊娠纹的预防

很多妇女在怀孕后皮肤的色素加深，在面部颧骨上方，围绕眼眶到额部形成两边对称的棕色翅形色素沉淀区，称之为妊娠斑，它在产后相当长的时间内都不容易消除。一般情况下，妊娠斑是不会引起病痛的。这种色素沉着与妊娠后的内分泌变化有关。产后由于胎盘娩出，胎盘的内分泌作用逐渐减退并消失，妊娠斑会渐渐消退。所以，有妊娠斑的准妈妈不必担心产后的容貌。如果色素沉淀太深和面积较大，可以外敷维生素B_6软膏或防晒霜等面部皮肤保护剂，同时也应避免太阳暴晒而加重色斑。

随着腹部的增大，准妈妈的腹壁上会出现一条条花纹，即妊娠纹。防治妊娠纹要从两方面入手。第一，消除或减少致病的因素，如羊水过多、胎宝宝过大等，这样可减轻因子宫过大而使腹部过度膨胀。另外还要注意合理饮食，避免营养过剩而产生巨大胎宝宝。第二，加强腹部皮肤的肌肉弹力，使腹部有适应膨胀的足够弹性，为此准妈妈应加强锻炼，这样可以减轻妊娠纹的发生。

❀ 准妈妈的衣服要勤洗

准妈妈的衣着要宽大、舒适，尤其是在夏天。夏天人体出汗较多，而准妈妈本身就比其他人代谢更旺盛，若排汗不畅很容易引起皮疹、皮肤感染等症状，因此准妈妈一定要选择利于排汗的衣物。衣料的选择应讲究透气性和吸湿性，如可选择宽松、棉质的衣物。准妈妈要勤换勤洗衣服，保持身体清洁卫生。

❀ 准妈妈的衣服防虫蛀不能用萘丸

萘丸是从煤焦油中提炼出的一种叫作"萘"的结晶物，并加入了少量的二氯化苯，是一种极易挥发的有机混合物。人体如果长期接触萘，会造成喉癌、胃癌以及结肠癌。萘属于极强的致癌物质，对准妈妈及胎宝宝更可能产生较大的影响。因此，准妈妈的衣服不能用萘丸来防蛀。

贴心小提示

准妈妈不要再自己洗衣服

此时准妈妈肚子已经不小了，行动起来有所不便。为了避免感染，准妈妈的内衣需要用手洗，这时需要准爸爸多承担一些洗衣服的工作，确保母体和胎宝宝不会发生意外。

第26周　血压，你怎么了?

✿ 准妈妈小课堂

　　随着胎宝宝骨骼和肌肉系统的发育成熟，胎动开始增强。胎宝宝的大脑更加发达，神经系统进一步完善，胎宝宝的肌肉发育较快，体力增强，越来越频繁的胎动表现出胎宝宝的活动能力。胎动更加协调，而且多样，胎宝宝不仅会手舞足蹈，而且还能转身。因此，这一时期胎位经常变化属于正常现象，准妈妈不必为此担心，相反，可以充分享受和胎宝宝骨肉相连的感觉。身体越来越显得沉重，行动也会越来越不方便，无论日常起居还是外出，准妈妈都需要特别注意安全。

✿ 胎宝宝小课堂

　　本周胎宝宝开始储积脂肪，会吸吮拇指、打嗝、哭泣，能尝出甜或酸味，对刺激有反应，包括疼痛、亮光和声音。胎盘的功能开始减少，羊水量也变少，此时胎宝宝已经占满整个子宫，如果现在出生，已能有较高的存活率。

✿ 准妈妈喝水有学问

　　水是人体的重要组成部分，是生命之源，也是六大营养素之一。它占人体重量的60%以上，以血液、组织液、细胞间液等形式存在，在人体的新陈代谢中发挥着重要的作用。人体一旦缺水，细胞的功能就会受到影响，出现活力降低、缺氧，甚至死亡。

水在人体中代谢最为迅速，反应也最灵敏。当人感到口渴时，常表示体内已经出现缺水。一个正常人每天的进水量至少应为2240毫升（相当于5～10杯水），这些进水量除饮用水外，还包括一日三餐所吃的饭、菜、水果及所喝的汤、牛奶、豆浆、饮料等中的水分。

妇女怀孕以后，母体消耗增加，需水量也随之增加，所以每天必须要喝足够的水。但是准妈妈的饮水量也并非多多益善，一般来说，每天喝1000～1500毫升水即可。当然，随着季节、气候不同，饮水量也应酌情增减，一般以不超过2000毫升为宜。如果准妈妈摄入过多的水分，多余的水会在体内积留，引起或加重水肿。特别是在孕晚期，准妈妈更应适当控制饮水量，以防止引起或加重水肿。

❀ 如何预防妊娠期高血压的发生

为预防妊娠期高血压准妈妈可采取以下措施：

注意营养与休息，减少脂肪和盐的摄入量，多吃富含蛋白质、维生素、铁、钙和其他微量元素的食品。

从怀孕20周开始，每天补充钙剂2克，可降低妊娠期高血压的发生率。

小剂量阿司匹林对预防妊娠期高血压的发生具有一定作用，但服用需遵医嘱。

按要求定期参加产前检查，每次检查必须包括测血压和称体重，并定期进行尿液化验检查。有妊娠期高血压易发因素者，更应该积极注意孕期检查和监护，这样才能在有异常情况时做到早发现、早治疗。

❀ 妊娠期高血压对胎宝宝有什么影响

患有妊娠期高血压的准妈妈，由于子宫血管痉挛引起胎盘供血不足，导致胎盘功能减退，可造成胎儿窘迫、胎儿生长受限、死胎、死产或新生儿死亡等危险情况。

当妊娠期高血压病情加重时，准妈妈必须尽早终止妊娠，否则会造成医源性早产，这也是引起围生期胎儿死亡率升高的重要原因之一。

妊娠期高血压具体划分情况

轻度妊娠期高血压：妊娠20周后首次出现高血压，收缩压≥140毫米汞柱或舒张压≥90毫米汞柱，于产后12周内恢复正常。

重度妊娠期高血压：尿蛋白检测呈阴性，收缩压≥160毫米汞柱或舒张压≥110毫米汞柱。

子痫前期：患有轻度妊娠期高血压，并伴有下列任一项：尿蛋白≥0.3克/24小时，或尿蛋白/肌酐比值≥0.3；无蛋白尿，但伴有心、肺、肝、肾等器官受累；血液系统、消化系统、神经系统的异常改变，胎盘—胎儿受累。血压或尿蛋白水平持续升高，发生母体器官功能受损或出现胎盘—胎儿并发症是子痫前期病情向重度发展的表现。

子痫：指子痫前期基础上发生不能用其他原因解释的抽搐。

哪些准妈妈容易发生妊娠期高血压

1. 精神过度紧张或受到刺激致使中枢神经系统功能紊乱者。

2. 高龄初孕者。

3. 有慢性高血压、慢性肾炎、糖尿病等病史者。

4. 营养不良、贫血、低蛋白血症者。

5. 体形矮胖、体重指数超过0.24者。

6. 子宫张力过高（如羊水过多、双胎妊娠、糖尿病、巨大儿及葡萄胎等）者。

7. 有家族高血压史，尤其是孕妇母亲有重度妊娠期高血压者。

妊娠期高血压对准妈妈有什么危害

妊娠期高血压特别是重度妊娠期高血压患者，可发生心力衰竭、肺水肿、心肌缺血、心肌出血、脑缺血、脑水肿、脑出血、抽搐、昏迷、胎盘功能障碍、胎盘早剥、急性肾功能衰竭、肝出血、HELLP综合征（溶血、肝酶升高、血小板减少）、眼底出血、视网膜剥离、凝血功能障碍、弥漫性血管内凝血、产后出血、产后血液循环衰竭等并发症，并发症严重时，可导致死亡。

❁ 如何治疗妊娠期高血压

妊娠期高血压患者，特别是中、重度妊娠期高血压患者，一经确诊，应立刻住院治疗，防止并发症的发生。妊娠期高血压的治疗主要包括药物治疗和终止妊娠。药物治疗的原则为解痉、降压、镇静、适时终止妊娠。

妊娠期高血压的治疗

解痉	有预防和控制子痫发作的作用，通常选用硫酸镁治疗，治疗过程中应注意预防硫酸镁中毒。
镇静	镇静药物具有镇静、抗惊厥、催眠、松弛肌肉的作用，有利于控制子痫。可选用安定及冬眠灵等药物。
降压	血压达到或超过21/14.7千帕（160/110毫米汞柱）时，必须应用降压治疗。常用药物有肼苯达嗪、柳氨卡心定、心痛定等。应将收缩压控制在130~155毫米汞柱之内，舒张压控制在80~105毫米汞柱之内。
终止妊娠	由于妊娠期高血压是妊娠期特发的疾病，因此，适时终止妊娠是防止并发症发生、根治妊娠期高血压的重要手段。

第27周 安安稳稳睡好觉

✿ 准妈妈小课堂

距离胎宝宝出生的日子愈来愈近，准妈妈近阶段的身心状况较稳定，可以开始为自己和宝宝准备临产用品。在动手备物的过程中，准妈妈能享受到一份独特的宁静和温馨感，更能增加对宝宝的爱意和期盼。胎宝宝现在特别敏感，能够感受到妈妈的爱意。

从现在起，准妈妈可能会对自己每天的食谱更加苛责、挑剔一些，这很正常。因为每当准妈妈吃下刺激性较强的食物，如太辣、太咸、太酸等时，都会引起胎宝宝在腹中的抗议——小家伙能感受到食物中的各种味道，并以胎动的方式来表达对妈妈喜爱的食物的见解。当然，酸甜苦辣千般滋味，还是应当都吃一吃，尝一尝，只要自己喜欢吃，吃了没有较大的不适感，就是选择食谱的最基本尺度。

✿ 胎宝宝小课堂

胎宝宝6～7个月时，就开始能细微地辨别母亲的态度和情感，并做出反应，虽然无法用语言表达，却能领会。胎宝宝感到舒服时，有喜悦的表情；情绪不佳时则无精打采。准妈妈在妊娠期长期情绪不佳，会对孩子性格及心理产生严重的影响，可能会关乎宝宝的一生。但短暂的恐惧、愤怒不会对胎宝宝产生危害。当准妈妈突然受到惊吓时，会出现脉搏加快、瞳孔放大、手心出汗、血压升高等症状。若准妈妈长久持续这种状态，会改变胎宝宝正常的生物节律。

✿ 性格胎教

性格是宝宝心理发展的一个重要组成部分，它在人生的发展中起到了举足轻重的作用。人的性格早在胎宝宝期就已经基本形成。因此，在怀孕期注意胎宝宝性格方面的培养就显得非常必要。胎宝宝性格的形成离不开生活环境的影响，子宫是胎宝宝生活的第一个环境，小生命在这个环境里的感受将直接影响到胎宝宝性格的形成和发展。

准父母为了让未来的宝宝具有一种良好的性格，应切切实实地做到：保持好心态，不要发脾气，尽力为腹内的小生命创造一个充满温暖、慈爱、优美的生活环境，使胎宝宝拥有一个健康美好的精神世界，促使其性格向更好的方向发展。

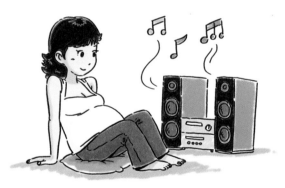

✿ 音乐胎教

6个月以后，胎宝宝开始能感受到胎外音乐节奏的旋律。胎宝宝可以从音乐中体会到理智感、道德感和美感，准妈妈也可以从美妙的音乐中感受到自己在追求美、创造美、感受生活的美。因此，音乐胎教要具有科学性、知识性和艺术性，不要违背准妈妈和胎宝宝的生理、心理特点，要在寓教于乐的环境中达到胎教的目的。胎宝宝的身心正处于迅速生长发育时期，多听音乐对胎宝宝右脑的艺术细胞发育很有利。宝宝出生后继续在音乐气氛中学习和生活，会对其智力的发育带来更大的益处。音乐胎教中应该注意的是：音乐的音量不宜过大，也不宜将声源直接放在准妈妈的肚皮上，以免损害胎宝宝的耳膜，造成胎宝宝失聪。

在胎教的过程中，准妈妈有时会不耐烦，这时准爸爸就要鼓励准妈妈适时地进行胎教，并激发准妈妈进行胎教的热情。同时，准爸爸每天也要与准妈妈一起进行胎教，精心呵护准妈妈腹中的小宝宝。

✿ 大自然的熏陶胎教

人类世世代代在大自然这片绿洲上生存、繁衍，感受着它的广阔、神奇、美丽、富饶和温馨，因此对一个新生命来说，了解大自然也是促进胎宝宝智力发育很重要的胎教基础课。

准妈妈不仅可以在大自然中欣赏到飞流直下的瀑布、"卷起千堆雪"的拍岸惊涛、幽静的峡谷、叮咚的泉水等，领略到诗一般的奇观，赏心悦目，而且还可以将这些胜景不断地在大脑中汇集、组合，然后经母体的情感通路，将这一信息传递给胎宝宝，使胎宝宝受到大自然的熏陶。另外，大自然中新鲜的空气也有利于胎宝宝的大脑发育。

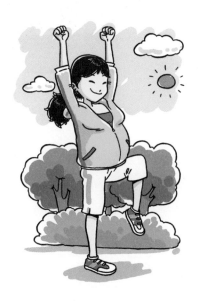

❀ 形体美学胎教

形体美学主要指准妈妈本人的气质。首先准妈妈要有良好的道德修养和高雅的情趣，见识广博，举止文雅，具有内在美。其次是颜色明快、合适得体的准妈妈装束，一头干净、利索的短发，再加上面部恰到好处的淡妆，更让人显得精神焕发。据研究结果证明，准妈妈化妆打扮也是一种胎教，可使胎宝宝在母体内受到美的感染而获得初步的审美观。需要注意的是，准妈妈一定要选用孕妇专用的安全化妆品。

❀ 准妈妈睡午觉很重要

准妈妈的睡眠时间应比平常多一些，多1小时左右。增加的这一个小时的睡眠时间最好安排在中午。因为睡午觉可以使准妈妈神经放松，消除劳累，恢复活力，但不要刚吃饱就睡觉。午睡时间的长短可因人而异，因时而异。午睡时，即使时间较短，也要脱下鞋子，把双脚架在一个坐垫上，抬高双腿，然后全身放松，这样准妈妈才可以得到最好的休息。

午睡是非常好的一个短时间的休息，它可以帮助准妈妈恢复体力，调节精神。

贴心小提示

去感受大自然吧

大自然是无限美好的，亲近大自然能让人大开眼界、增长知识、陶冶情操，同时得到娱乐和休息，可让准妈妈感觉身心放松，心情愉快，也有利于胎宝宝的身心健康。

第28周 肿了，怎么办

✿ 准妈妈小课堂

子宫内的胎宝宝具有出色的学习能力，会利用一切可能的机会学习吞咽、吮吸、运动、呼吸。胎宝宝还是一个小小的"心理学家"，能通过准妈妈传递过来的一切信息，"揣摩"准妈妈的情绪，学习心理感应。鉴于胎宝宝这种潜在的学习能力，准妈妈在孕中、后期应当强化与胎宝宝的交流。

从怀孕第28周起，产前检查项目会逐渐增多，准妈妈应当了解一些关于各项检查的意义和做检查时的注意事项，以便更好地配合医生对准妈妈和胎宝宝的健康进行监测和检查。

通常，怀孕第28周前每4周检查1次，从第28周起每2周检查1次，到孕晚期则每周检查1次，甚至每周检查2次。

✿ 胎宝宝小课堂

第28周时，胎宝宝听力系统发育完全，并能做出听觉反应，胎宝宝能透过母体腹壁及子宫和里面的羊水来接收外界信息。

现在胎宝宝眼睛已经发育完成，吮吸和吞咽的技能有所提高，鼻孔已与外界相通，虽然已具备嗅觉，但由于被羊水所包围，胎宝宝无法体验各种气味，嗅觉功能得不到较大的发展。胎宝宝体内有2%～3%的脂肪，肺能够呼吸空气了，所以如果胎宝宝提前出生，很快就能自己呼吸，适应外面的世界。

孕晚期矿物质的补充很重要

怀孕3个月以后，由于胎宝宝的迅速生长和母体内的一系列变化，准妈妈对营养素的需要量迅速增加，尤其是最后3个月，需要量增加得更多，具体来说有以下几个方面：

准妈妈每日需要摄入、贮存一定量的铁，以补充自身的消耗，避免分娩时因失血造成铁的流失。为了预防妊娠贫血，准妈妈在妊娠晚期应适当补充铁元素，食用足量的含铁食品。这类食品有动物的肝、心、肾以及蛋黄、瘦肉、黑鲤鱼、虾、海带、紫菜、黑木耳、南瓜子、芝麻、黄豆、绿叶蔬菜等。

矿物质中，准妈妈对钙的需求量最大。怀孕最初3个月，胎宝宝对钙的需求量不大，但随着胎宝宝的生长，从第4个月开始钙的需求量增加。如果妊娠期供钙不足，母体血钙降低，准妈妈会发生手足抽搐；严重时，胎宝宝会从准妈妈的骨质中夺取大量钙和磷，来满足自身发育的需要，导致准妈妈骨质软化，胎宝宝也可能产生先天性的佝偻病和缺钙抽搐。

一般分娩后，哺乳产妇将丢失8%～10%的钙，易发生骨质疏松症。因此在妊娠期，准妈妈应重视钙的摄入与补充，保护胎宝宝和自身健康。准妈妈在妊娠中期，要多食富含钙的食品，如虾皮、牛奶、豆制品和绿叶菜、坚果类、芝麻酱等。但要注意准妈妈不能过多服用钙片及维生素D，否则会导致新生儿患高血钙症，严重者将影响胎宝宝的智力。

随着胎宝宝发育的加速和母体的变化，各种微量元素的需要量相应增加，同时，准妈妈的食欲也增加，所以只要合理调配食物，通常不会影响各种微量元素的摄入。

准妈妈不可大量服用鱼肝油

鱼肝油的主要成分是维生素A和维生素D，孕期适量补充鱼肝油，有利于母体健康和胎宝宝发育，同时也有益于准妈妈对钙的吸收。但如果片面地认为服用鱼肝油越多越好，则会对准妈妈和胎宝宝造成危害。维生素A服用量过大，将会引起胎宝宝骨骼畸形、腭裂以及眼、脑畸形等的发生；维生素D服用量过大，将会导致准妈妈皮肤瘙痒、脱发以及胎宝宝主动脉发育不全、肺和肾动脉狭窄等缺陷。因此，准妈妈不宜长期大量服用鱼肝油。

✿ 准妈妈吃核桃好吗

核桃，又称为胡桃，具有较高的营养价值和药用价值，民间有"常吃核桃，返老还童"之说。中医理论也认为，核桃具有健脑、补肾、温肺、益肝、强筋、壮骨之功能，认为常吃核桃可滋养血脉，使须发乌黑，对神经衰弱、记忆力下降以及性功能减退等有一定的治疗作用。

现代研究发现，每100克核桃仁具有相当于5千克鸡蛋和9千克鲜牛奶的营养价值，可产生2803千焦（670千卡）热量。核桃仁中所含的不饱和脂肪酸可降低血中的胆固醇；所含的磷脂能提升细胞活力，增强机体抵抗力，增强脑神经的功能，同时对造血功能、毛发生长以及伤口的愈合都有促进作用；所含的亚油酸有滋养肌肤的作用。准妈妈常吃核桃，对胎宝宝的大脑细胞、骨骼和毛发等的生长发育都具有促进作用。

✿ 妊娠水肿的调理

妊娠水肿是指妊娠中、后期出现的下肢浮肿、腹围增大速度超过妊娠月份、体重增加明显，甚至头颈、脸上及全身皆肿的症状。由于子宫不断增大，压迫下腔静脉和盆腔静脉，使得下肢血液回流受阻，下肢静脉压力增大，毛细血管内压力增加，超过血浆渗透压后，体内液体就会渗透到组织间隙，从而引起水肿。此外，营养不良性低蛋白血症、贫血和妊娠期高血压也是水肿的诱因。

一般来讲，轻微水肿只需休息和饮食调节就可恢复。营养不良引起水肿的准妈妈需进行饮食调养，进食足量的蛋白质。特别要注意，准妈妈每天一定要保证摄入足量的肉、鱼、虾、蛋、奶等食品。

水肿时准妈妈一定要注意血压及是否存在蛋白尿,单纯水肿危险不大,但若同时患有妊娠期高血压却是危险的。

❀ 准妈妈不宜吃热性香料

日常生活中常食的八角、茴香、小茴香、胡椒、花椒、五香粉、桂皮、辣椒粉等都属于热性香料,准妈妈如果常吃这些调料对健康很不利。由于准妈妈在怀孕期间,体温较平时有所提升,肠道也很干燥,而香料恰恰性大热,且有刺激性,容易消耗肠道的水分,使胃肠腺体分泌减少,会造成便秘等症。而肠道秘结后,准妈妈就会用力屏气解便,这样会引起腹压增大,压迫腹中胎宝宝,易造成胎动不安、羊水早破、流产等不良后果。

❀ 准妈妈羊水过多怎么办

羊水由准妈妈血清经羊膜渗透到羊膜腔内的液体及胎宝宝尿液所组成。它有保护胎宝宝免受挤压,防止胎体粘连,保持子宫腔内恒温、恒压的作用。正常准妈妈的羊水量为1000毫升左右,羊水量超过2000毫升时称羊水过多。羊水过多会造成准妈妈子宫迅速过度膨胀,引起腹痛、腹胀不适;压迫心脏和肺,引起心慌、气短、不能平卧等;压迫下肢静脉,出现下肢、外阴水肿及腹水;还可能引起胎位异常,胎膜早破而导致早产,子宫收缩力差而易引发分娩后出血等症状。所以准妈妈一旦发现腹部增大明显,应马上去医院检查,以确诊是否为羊水过多,以便及时治疗。

❀ 准妈妈羊水过少怎么办

羊水量少于300毫升时称为羊水过少。羊水最少时甚至仅有几毫升,此时胎宝宝的皮肤与羊膜紧贴,几乎无空隙,B超检查时可见羊水水平段小于3毫米。羊水过少对准妈妈影响较小,但对胎宝宝危害却很大,常见胎儿泌尿系统异常,如先天肾缺、肾脏发育不全等。孕晚期羊水过少常与过期妊娠、胎盘功能不全同时存在。在确诊为羊水过少时，应警惕有无胎儿畸形、胎儿缺氧和胎盘功能不全的表现。若无胎儿畸形，准妈妈应密切注意胎动变化，并随时关注子宫增长情况及做**B**超检查羊水水平段，必要时应连续做胎盘功能测定，及时了解有无胎儿缺氧情况，如经常检查血或尿、做胎心监护等。一旦发现异常情况，应考虑剖腹产，使胎宝宝尽快分娩，以保证胎宝宝安全。

❀ 准妈妈摔跤了怎么办

准妈妈有时不小心可能会摔跤，此时要看摔跤时哪个部位受到碰撞，挤、压、摔的程度重不重。准妈妈摔跤时，如果是腹部撞到某个物体上，或全身很重地摔倒，即使腹部没有被撞到，但受到了巨大的震动、冲击力，要注意是否影响了胎宝宝。准妈妈摔跤后的主要影响是发生胎盘早期剥离，即胎盘与子宫壁分开了，会引起胎宝宝得不到氧气和营养供给，发生缺氧，严重时可致死亡。发生胎盘早期剥离时，会发生腹痛及阴道出血，一旦发生这种情况，需要立即到医院就诊。如果没有腹痛及阴道出血，也需要注意摔跤后胎动的情况，一旦胎动有任何异常表现，如胎动十分频繁，就应立即去医院就诊。如果胎动正常，也没有出血、腹痛，估计情况较好，有条件的话也应听听胎心，或者必要时做胎心监护试验，以确定胎宝宝处于良好的状态。

PART

08

孕 8 月

对肥胖说 NO

第29周　做个好皮肤的孕美人

准妈妈小课堂

从现在起，准妈妈可能会常常感觉到腹部一阵一阵地发紧、发硬，不规则的宫缩会偶尔发生，一般属于正常现象，不必惊慌失措。

假性宫缩会在身体疲劳时发生得更加频繁一些，因此，妊娠晚期准妈妈不要过度劳累，注意休息。一般来说，怀孕前3个月和临近产期时都不宜进行运动型训练活动。

孕晚期，准妈妈不仅身体越来越笨重，行动不方便，还会出现种种生理上的不适感，而且在这一个月，还可能会出现第二次妊娠反应，再次经历怀孕初期的那些症状：恶心、呕吐、头晕、疲倦、浑身乏力、嗜睡等。不过，在经历了近两百天的孕期后，准妈妈的适应能力和耐性已经得到了充分的考验，即将为人之母和做妈妈的喜悦感，也能带来很大的动力。

胎宝宝小课堂

随着胎宝宝越来越大，在母体子宫内的活动空间相对越来越小，胎动开始逐渐减弱。但近期内胎宝宝还是比较好动的，有时，准妈妈要睡觉，小家伙会动个不停，影响准妈妈入眠，准妈妈醒来后，胎宝宝却睡着不动了，很是顽皮。

● 孕晚期饮食应荤素搭配

准妈妈的生理代谢与普通人不同，为了适应这一系列的变化，准妈妈会有不同的营养需要。

孕晚期，即怀孕7个月以后，胎宝宝的体重增加很快，如果营养跟不上，准妈妈往往会出现贫血、水肿、高血压等并发症。这一时期准妈妈需要补气、养血、滋阴，营养增加总量为孕前的20%～40%。

要想达到以上标准，准妈妈在孕晚期就要注意平衡膳食。植物食品，也就是我们所说的素食，一般含维生素类营养物质较多。但是，这类食品普遍缺乏一种叫牛磺酸的营养成分。人类需要从外界摄取一定量的牛磺酸，以维持正常的生理功能。牛磺酸对儿童的视力有重要影响，如果缺乏牛磺酸，儿童视网膜电图检查会出现异常。大多动物食品含有牛磺酸，因此为保证摄入充足的牛磺酸，准妈妈应吃一些动物食品。

总之，准妈妈食用的食物品种应多样化、荤素搭配、粗细粮搭配、主副食搭配，且各种搭配要恰当。副食品可以选择牛奶、鸡蛋、豆类制品、禽类、瘦肉类、鱼虾类和蔬果类。此外，准妈妈不能挑食；还要适当补充铁，防止贫血；适当补充钙、磷等，有助于胎宝宝骨骼及脑组织的发育，其中为补充钙可经常食用些牛奶、豆制品、骨头汤和虾皮等。

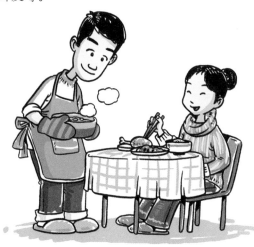

孕晚期要尽量避免性生活

这时候的准妈妈子宫明显增大，腹部膨胀，腰痛，懒得动弹，性欲减退。此阶段胎宝宝生长迅速，对任何外来刺激都非常敏感。子宫在孕晚期容易收缩，因此要避免给予机械性的强刺激。夫妻间应尽可能停止性生活，以免发生意外。

尤其是临产前3～4周时必须禁止性生活。因为这个时期胎宝宝已经成熟。为了迎接胎宝宝的出世，准妈妈的子宫已经下降，子宫口逐渐张开。如果这时过性生活，羊水被感染的可能性很大。调查证实，在产褥期发生感染的妇女，其中50%在妊娠的最后4周发生过性生活。如果在分娩前3天过性生活，20%的妇女可能会发生严重感染。感染不但威胁着即将分娩的准妈妈的安全，也影响着胎宝宝的安全，可使胎宝宝早产。而早产儿的抵抗力普遍较差，容易感染疾病。即使不早产，胎宝宝在子宫内也会受到母体感染疾病的影响，影响其身心发育。

对于准爸爸来说，目前是应该忍耐的时期，夫妻间只限于温柔地拥抱和亲吻，禁止具有强烈刺激的行为。

孕晚期阴道出血主要原因

孕晚期阴道出血，即指妊娠28周后的阴道出血，最常见的原因为前置胎盘和胎盘早期剥离。前置胎盘的主要特征是在孕晚期有无原因、无腹痛、反复发生的阴道出血或一次多量出血。胎盘早期剥离是指妊娠20周后或胎宝宝娩出前，正常位置附着的胎盘部分或全部从子宫壁分离，这也是孕晚期发生的伴有腹痛的阴道出血的一种急症。发生孕晚期阴道出血后，准妈妈要及时到医院请医生进行诊断、治疗，必要时采用手术抢救，以免造成严重后果。

双胎妊娠的注意事项

双胎妊娠一次可有两个可爱的小宝宝，但其母体一般早孕反应较重、持续时间较长，下肢水肿及静脉曲张较严重，易发生妊娠期高血压、羊水过多、贫血等情况，分娩时可导致产程延长、胎盘早期剥离、产后出血、新生儿死亡率高、胎位异常、脐带脱垂、难产等。

双胎妊娠的准妈妈要注意加强营养及休息。双胎所需要的营养较单胎更多，血容量较单胎明显增加，所以准妈妈极易发生贫血，应尽可能多食用营养食品，特别是含铁的食物，可适当补充铁，预防贫血。还要特别注意饮食限盐和睡眠充足，以保证身体健康，并定期做产前检查，加强产前检测，做B超检查时要注意两个胎宝宝生长的大小是否一致。这样有利于医生及早发现异常，并给予适当处理。双胎易发生早产，所以准妈妈应提前住院待产，以免发生意外。

双胎一般可经阴道分娩，少数情况下由于子宫过度膨胀导致其收缩力差，可能会发生产后出血或胎位异常，此时需剖宫分娩。

● 准妈妈长青春痘怎么办

准妈妈受荷尔蒙分泌的影响，皮脂腺分泌量增加，故"长痘"是怀孕期间的正常现象。但这样会使大多数准妈妈感觉很糟糕，一些准妈妈脸上，甚至前胸、后背皆因为毛孔阻塞、细菌滋生而产生青春痘。

准妈妈长青春痘要注意以下几点

保持脸部及全身清洁	洗脸、洗澡时应轻轻揉擦、按摩皮肤，使毛孔保持通畅。
讲究饮食	多吃蔬菜、水果等富含维生素的食物，少吃油炸、辛辣的食物。
使用合适的化妆品	有些准妈妈为遮挡青春痘，会在脸上涂上厚厚的粉底，这样会加重毛孔堵塞，是一种错误的做法。准妈妈应选择清爽的护肤品，保持毛孔的透气性。
养成良好的洗脸习惯	不要用手挤压青春痘，这样会加重青春痘的感染，应养成早晚洗脸的好习惯。

第30周　肚子越大，心情越好

● 准妈妈小课堂

　　本月起，进入孕晚期，通常也称作围产阶段。此时应当着重注意准妈妈和胎宝宝的安全，准妈妈必须定期接受产前检查。准妈妈生活要有规律，情绪要稳定。妊娠纹会明显增多，个别准妈妈还会在耳朵、嘴边、额头等处出现褐斑或雀斑。如果胎宝宝在子宫内的位置较高，母体乳房正下方肋骨区会出现疼痛和一触即发的刺痛。

　　孕晚期是营养素和能量积蓄的最后冲刺阶段。胎宝宝会大量储存营养素，为出生后独立生存和生理需求做好储备。准妈妈也要为分娩时消耗的能量和产后哺乳做好储备。这个阶段准妈妈虽然会有种种不适症状造访，总体上仍属于食欲旺盛、食量大开的阶段，为了应对分娩和宝宝独立生存所需的营养储备，准妈妈不妨适当放开食肠，想吃就吃，爱吃什么就吃什么，为了自己，也为了胎宝宝的健康成长。但需要注意的是：到怀孕第10个月时，准妈妈就要适度控制饮食，避免胎宝宝过大，造成生产和娩出困难。

● 胎宝宝小课堂

　　胎宝宝会持续几周迅速生长，临近出生时，生长速度开始减慢。

　　从现在起，羊水量不再像以前那样增加了。迅速生长的胎宝宝身体，会紧靠着母体子宫。一直在母体内自由转动的胎宝宝，在这个时期固定了位置。由于头重，一般胎宝宝头部会自然朝下。此时胎宝宝已具备味觉和视觉功能；主要器官初步发育完毕，胃、肠、肾等的功能达到出生后能正常运作的水平；覆盖在皮肤上的细绒毛消失，被胎脂取代；眼球表面的薄膜被眼睛吸收；皮肤发红，脂肪稍有增多；位置开始稳定。如果胎宝宝在此时出生，在适当的护理下可以存活。

这时由于胎宝宝的长大，准妈妈的腹壁和子宫壁都被撑得很薄，外界的声音很容易传到胎宝宝耳中，因此可以多与胎宝宝对话，让胎宝宝多听听准妈妈的声音。

● 教胎宝宝数数

在孕晚期胎教中，可以开始教胎宝宝数数。父母与胎宝宝对话是一种积极有益的胎教手段。虽然胎宝宝听不懂内容，但胎宝宝能够通过听觉听到父母的声音和语调，感受到来自父母的呼唤。用语言刺激胎宝宝的听觉神经系统及其大脑，对胎宝宝的大脑发育无疑是有益的。

教胎宝宝数数，发出一个声响说"1"，发出两个声响说"2"，以此类推。发出声响时要注意节奏，要按一个节奏规律进行，如"1"→"X"，"2"→"XX"，"3"→"XXX"，"4"→"XXXX"，以此类推。教胎宝宝数数，不能操之过急，要循序渐进，每次数数都要从"1"开始，数不能太多，声响不能太大，用琴声更好。和胎宝宝讲话时，吐字要清楚，并注意声音一定要缓和。

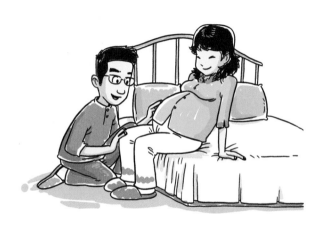

● 刺激胎宝宝的大脑和神经系统发育

胎宝宝的神经系统发育得很早。准妈妈怀孕的前12周是胎宝宝神经系统雏形分化建立的关键时期；怀孕20周左右时，胎宝宝大脑的组织形态开始迅速发育；到怀孕28周时，胎宝宝的脑细胞分裂达到第一个高峰。从怀孕28周至分娩，胎宝宝脑细胞的数量、体积以及脑皮质沟回的形成十分显著且迅速。

每个阶段都可以用特定的方式去刺激胎宝宝大脑的生长发育。本周就可以通过教胎宝宝数数，教胎宝宝识别颜色以及和胎宝宝聊天等来刺激胎宝宝大脑神经系统的发育。

● 妊娠晚期准妈妈的心理调节

妊娠30周时，准妈妈在体力、情感和心理状态方面开始经历一个异常脆弱的时期。妊娠晚期，胎宝宝越发变得珍贵，准妈妈担心各方面的危险会给胎宝宝带来伤害，害怕身体变化使自己保护胎宝宝的能力减弱，处处显得小心翼翼，大部分时间选择待在家里，并要求准爸爸能以更多时间留在身旁保护她。

妊娠晚期，准妈妈迫切期待分娩以终止妊娠，但同时又有恐惧分娩的矛盾心理。复杂的心理活动常常扰乱准妈妈的正常睡眠，睡梦增多。睡梦大多反映了准妈妈对胎宝宝及自身的担心、忧虑和烦恼。因此，在妊娠的最后阶段，更需要为准妈妈提供具体的心理调节措施，以帮助她缓解症状，减轻不

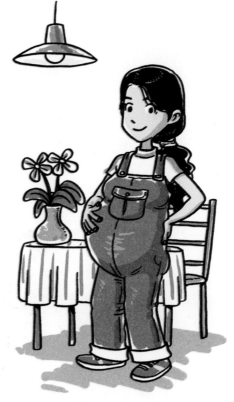

适。此时，准妈妈除了要正确认识分娩的过程，还要学习协调家庭成员之间的关系以及处理新家庭问题的能力，以最佳身心状态迎接分娩。

贴心小提示

怀孕期间父母要经常与胎宝宝说话、游戏

此时胎宝宝已经能听到母体内、外的各种声音，并且已经具有记忆能力。胎儿期留下的某些记忆，可能会对孩子将来的一生产生影响。因此，怀孕期间常与胎宝宝说话非常重要。与胎宝宝谈话的内容可以是非常丰富的。日常生活中，每天从早到晚，夫妻俩的工作、学习、家务，心里的所想、所感，都可以与胎宝宝进行交谈，还可以特意为胎宝宝阅读儿童故事、少儿英语等。也可以一边干活，一边与胎宝宝交流，让胎宝宝参与到准妈妈的日常生活中，培养其对外界的感受力和想象力，促进母婴间感情的交流，使胎宝宝对父母产生信赖感。当孩子出生后，听到熟悉的声音，会产生安全感，比较容易安静下来，且容易与周围进行交流。

第31周　胎教进行时

准妈妈小课堂

　　受孕激素的影响，准妈妈的骨盆、关节、韧带均可能出现松弛，耻骨联合会呈轻度分离，过分的松弛会引起关节疼痛。此外，准妈妈极易出现腰酸背痛的感觉，这是由妊娠时子宫的重量使身体重心前移，为了保持身体平衡，头和肩向后倾、腰向前挺所导致的。

　　现在需要按照医生检查的结果，判断胎位是否正常，如果有问题，则要遵照医嘱纠正胎位。纠正胎位的方法包括进行胸膝卧操、由医生施行倒转术并且辅助以腹带固定胎位等。

　　能帮助异常胎位转正固然很好，但如果转正不了也不必紧张，因为现代医学早已经有较先进的方法可保障胎宝宝及准妈妈的安全。不过，需要在预产期前1～2周住院待产，由医生根据准妈妈的具体情况决定分娩方式。

胎宝宝小课堂

　　此时胎宝宝的发育已经能算完成，肌肉发达，皮肤红润，脸部仍然布满褶皱，神经系统开始发达起来，胎宝宝对体外强烈的声音会有所反应，触觉也有发育。

　　胎宝宝的动作变得更加频繁，力量也更大，有时候胎宝宝还会用力踢母体的腹部。此时胎宝宝大致具备了脱离母体的生存能力，但准妈妈仍然需要特别小心，尽量避免碰撞。

准妈妈不宜喝纯净水

纯净水是指经过多次过滤，不含任何杂质的H_2O，这种水失去了天然水中含有的多种元素。当纯净水进入人体后，会冲淡血液中的离子浓度，这时神经系统和激素会做出反应，肾脏在接收到来自体内激素的信号后，会迅速地调整其排泄与重吸收功能，排出多余的水，以维持血液中离子浓度的稳定。但由于水排出过多，使人体又处于缺水状态，出现口渴，这样就容易出现频上厕所又口渴的不良循环。因此，准妈妈尽量不要喝纯净水。

怀孕第8个月的营养重点

此时准妈妈需要的各种营养素和孕中期相比，可略增加。此时正是胎宝宝脑细胞和脂肪增殖的敏感期，所以，准妈妈要多注意补充富含蛋白质、磷脂和维生素的食品，以促进胎宝宝智力的发育。但对富含脂肪和碳水化合物的食品要限制食用，以免摄入热量过多，使胎宝宝长得过大，影响分娩。此时，准妈妈体内的大量孕激素使其胃肠平滑肌松弛，肠蠕动变慢，水分被肠壁吸收较多，故常引起便秘。因此，准妈妈应多食富含粗纤维的新鲜水果和蔬菜，少吃或不吃不易消化的、油炸的、易胀气的食物，如白薯、炸薯条等。

此外，这期间准妈妈要多吃核桃、花生、芝麻、葵花子等食品。这些食品富含不饱和脂肪酸，可减少日后小儿皮肤病的发病率。

准妈妈还可多吃些如动物肝脏、木耳、青菜、豆豉等富含维生素B_{12}、叶酸的食物，以降低胎宝宝出生后贫血的发生率。妊娠8个月时准妈妈常出现肢体水肿，因此，首先要少饮水，少吃盐；其次要多吃富含B族维生素、维生素C、维生素E的食物，增加食欲，促进消化，有助于利尿和改善代谢。

● 怀孕第8个月的图形胎教

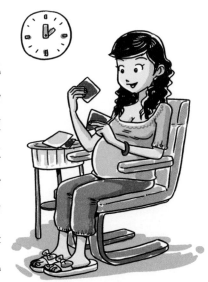

此时胎宝宝的感官都已经发育成熟，视觉、听觉、触觉等都已具备，准妈妈可以开始进行图形教育。方法如下：先用鲜艳的彩色硬纸，剪成几个不同颜色的正方形、长方形、三角形、圆形等图片。然后准妈妈深情地告诉胎宝宝："宝宝，你看妈妈手里拿的是黄颜色的正方形，正方形的四条边一样长，四个角都是直角。你看咱家的餐桌就是正方形的，再看电视机也是正方形的。宝宝，你再看这个，这是绿颜色的长方形，长方形的四条边不一样长，一组对边长，一组对边短，四个角也都是直角。你看客厅里放的茶几，书房里的写字台，它们的桌面都是长方形的。"接着把三角形和圆形用同样的方式讲一讲。胎宝宝边听边接受母体脑电波的刺激，就会初步记得这几个形状的特点，从而达到胎教的目的。

● 怀孕第8个月的故事胎教

给胎宝宝讲故事是一项不可缺少的胎教内容，讲故事时，准妈妈应把胎宝宝当成一个大孩子，通过语言神经将爱传递给胎宝宝，使胎宝宝不断接受客观环境的影响，在不断变化的文化氛围中发育成长。讲故事时既要避免尖声尖气的喊叫，又要防止平淡乏味的读书，方式可以根据准妈妈的具体情况而定。内容由准妈妈任意发挥，也可以读故事书，最好是图文并茂的儿童读物，还可以给胎宝宝朗读一些儿歌、散文等。内容不应长，要生动有趣，切忌引起胎宝宝的恐惧、惊慌。

● 怀孕第8个月的识字胎教

教胎宝宝识字也是一种行之有效的胎教方法。虽然这种方法至今仍没有得到令人满意的科学验证，但这种方法至少对于集中准妈妈的注意力，使其通过眼、耳、口、手等器官的刺激，专注、认真地观察、讲解和学习，对胎宝宝能起到潜移默化的影响。方法如下：首先，制作一些卡片，把数字和一些笔画简单、容易记忆的字制成颜色鲜艳的卡片。卡片的底色与卡片上的字分别采用对比度鲜明的不同颜色，如黑色和白色，红色和绿色等，总之，应鲜明醒目，一目了然。其次，训练时准妈妈应全神贯注，两眼平视卡片上的文字，一边念，一边用手沿着字的轮廓反复描画。

● "踢肚游戏"胎教法

"踢肚游戏"是在准妈妈感觉到胎宝宝踢肚子时，轻轻拍打肚子被踢的部位，等待胎宝宝再踢。如果每次准妈妈拍的部位都不同，胎宝宝回踢的位置也会随之变化，这样能训练胎宝宝的反应能力，促进其神经系统传导通路的建立，并能增强胎宝宝的体质。据调查，使用这种胎教方法生出的宝宝灵活性和语言能力都很强。但有过流产史和早期宫缩的准妈妈不宜使用此胎教法，以免发生意外。

● 看电视是胎教吗

很多准妈妈认为看电视既有声音又有图像，是一种很好的胎教方法，事实上这种想法是错误的，长时间看电视对准妈妈和胎宝宝都会造成不良影响。

电视机的显像管在高压电源激发下，向荧光屏连续不断地发射电子流，从而产生对人有影响的高压静电，并释放出大量的正离子。正离子可以吸附空气中带负电的尘埃和微生物，并附着在人的皮肤上，可能会使准妈妈的皮肤产生炎症。

此外，荧光屏上还能产生波长小于400微米的紫外线，从而产生臭氧，当室内臭氧达到1%的浓度时，可引起咽喉干燥、咳嗽、胸闷、脉搏加快等，会影响准妈妈和胎宝宝的健康。

因此，准妈妈不宜长期近距离、长时间看电视。看电视时，一般应该距荧屏2米以外，并注意开窗通风。

找上门来的"小毛病"

第32周

● 准妈妈小课堂

本周准妈妈腰部和身体其他部位会感到酸痛，下肢浮肿、静脉曲张出现或加重，此外，还会出现各种不适症状，有不少准妈妈会进入第二次妊娠呕吐期。生理上的不适会使准妈妈再度陷入困境，处于精神紧张状态，往往会彻夜难以成眠。

近期准妈妈要严格按照医生的要求和约定，按时进行产前检查，及时监控母体和胎宝宝的健康状况。每周要测两次体重，把体重控制在健康范围内。

如果准妈妈情绪不够稳定，会因即将来临的分娩而焦虑，可以尝试把临产的物品，如为小宝宝准备的衣物、卧具、用具、哺乳用品和自己产后要用的东西再检查一遍，整理物品的过程会使准妈妈的心情平稳下来。

● 胎宝宝小课堂

本周胎宝宝的主要器官已初步发育完成，胎宝宝开始"为自己美容"，积蓄营养而使自己变得丰满、漂亮一些。这时准妈妈尽量不要吃辛辣、肥腻的食物。

自怀孕32周起，胎宝宝皮肤由暗红色变成浅红色，头围增长很快。到怀孕9个月时，胎宝宝会笑、会皱眉，头发较长。准妈妈可以在抚摸腹部时找到胎宝宝头、耳朵的位置，可以常常跟胎宝宝喃喃地说话，告诉胎宝宝妈妈在做些什么。

● 真菌性阴道炎反复发作要"戒糖"

真菌性阴道炎反复发作，不但与准妈妈自身机体的抵抗力下降有关，还与其平时喜好吃甜食密切相关。所以，如果真菌性阴道炎反复发作，准妈妈就要暂时"戒糖"。

实践证明，许多真菌性阴道炎反复发作的患者都喜欢吃甜食。一些准妈妈喜欢吃零食，如糖果、巧克力和可乐等高糖饮料，甚至在做菜的时候也要放糖。由于真菌喜欢甜的环境，如果经常吃糖，就会给真菌创造适宜的生长、繁殖环境，从而导致真菌性阴道炎。由于这些准妈妈平时喜欢吃糖，又特别爱吃甜食，即便是在一段时间内真菌得到了抑制，但由于甜环境仍然存在，阴道上皮还会积聚糖原物质，使真菌死灰复燃，滋生繁殖，从而导致阴道炎反复发作。

● 准妈妈不宜吃腌制的蔬菜

很多准妈妈由于孕期食欲不好，喜欢吃腌制的蔬菜来开胃，如腌萝卜、腌雪菜等。事实上准妈妈吃腌制的蔬菜是非常危险的。

腌制蔬菜中大都含有一种被称为亚硝酸盐的化学物质。由于蔬菜不立即食用就会被大肠杆菌、产气杆菌等细菌污染，这些细菌中含有还原酶，在它的作用下，腌制蔬菜中的硝酸盐会转变为亚硝酸盐。当准妈妈食用含有亚硝酸盐的蔬菜后，亚硝酸盐就会与红细胞中的血红蛋白结合，形成高铁血红蛋白，而高铁血红蛋白不能承担氧气和二氧化碳的运输任务，最终导致缺氧，使准妈妈出现头晕、呕吐、腹痛、腹泻等症状。亚硝酸盐与人体血红蛋白结合得越多，准妈妈体内缺氧就越明显，严重时会直接影响到胎宝宝，如果胎宝宝缺氧超过一定时间，就会导致宫内窒息。

● 此时预防早产很重要

妊娠28周以上、37周以内的自然分娩称为早产，在此期间出生的胎儿体重一般为1～2.5千克，身体各器官未成熟的新生儿称为早产儿。发生早产，准妈妈方面的原因有：患有急、慢性疾病或妊娠并发症，如胎膜早破、前置胎盘、胎盘早剥等；子宫畸形，腹部猛烈外伤或腹腔内手术操作等；或者准妈妈吸烟、酗酒、吸毒。有流产史、早产史或本次妊娠中有过流血史的准妈妈容易发生早产。此外，发生早产还有胎宝宝及胎盘方面的原因。出现早产症状应马上就医。如果妊娠不到35周，有宫缩而未破膜者应卧床休息，取左侧卧位可减少宫缩。对于妊娠37周以上的准妈妈，不论破膜与否均为自然临产。准妈妈平时应注意充分休息，加强孕期检查，积极预防早产的发生。

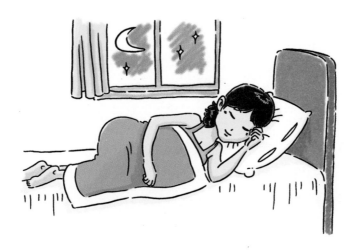

缓解准妈妈腰背痛的方法

妊娠期间准妈妈腰背韧带会变软并具有伸展性，为妊娠及分娩时的身体变化做准备，弯腰时关节韧带被拉紧，就能感觉到背痛。随着胎宝宝的长大，准妈妈脊柱弯曲度增加，在弯腰时更容易出现腰背痛。

准妈妈通过以下方式可以避免或减轻腰背痛：

1. 避免提重物。

2. 当要从地上捡或提东西时，弯曲膝盖，并保持背部挺直。

3. 当不得不提较重物体时，尽量将物体靠近身体。

4. 转身时不要只扭动腰部，而应该移动脚步。

5. 穿平跟鞋，这样可以使身体的整个体重在足部得到均匀支撑。

6. 不要采用弯腰的姿势工作。

7. 拎东西时保持两只手上的重量基本相同。

8. 坐的时候背部要挺直，椅子最好有靠背。

● 准妈妈半夜腿抽筋怎么办

孕中期后，准妈妈的体重逐渐增加，双腿负担加重，腿部的肌肉经常处在疲劳状态，从而出现腿抽筋现象。另外，怀孕后，准妈妈身体对钙的需要量大大增加，钙补充不足也是抽筋的一个原因。妇女未孕时平均每天需要600毫克钙，怀孕后，尤其在孕晚期，每天钙的需要量增为1200毫克，这时如在饮食等方面不给予特别注意，很容易造成钙的不足。也有部分抽筋的原因来自于睡眠姿势。另外，也可能和局部血液循环、血液酸碱度平衡有关。如果在睡眠中抽筋，应调整睡姿，尽可能取左侧卧位入睡，并且注意下肢的保暖。万一发生抽筋，也可以请家人帮忙热敷和按摩，以缓解抽筋的痛苦。睡前补钙，可减少夜间腿抽筋。

● 准妈妈皮肤过度瘙痒怎么办

准妈妈出现皮肤过度瘙痒主要是由以下原因引起的：

妊娠期肝内胆汁淤积症

准妈妈体内雌激素和孕激素分泌增加，引起胆道平滑肌松弛，胆汁不能顺利排入肠道，肝脏淤胆，胆汁中的胆红素和胆盐经肝窦状隙反流入血液中，随循环带到全身。超标的胆红素可引起胆红素血症，胆盐则刺激皮肤神经末梢引起瘙痒。皮肤瘙痒者可外用炉甘石洗剂，严重瘙痒并伴黄疸者可用消胆胺治疗。妊娠期准妈妈患肝内胆汁淤积症可影响胎盘供血，影响胎宝宝的正常生长发育，故应及时去医院就诊。

糖尿病

皮肤瘙痒是糖尿病常见的一种并发症，与血糖控制不良有关。所以，良好的血糖控制是治疗本病的关键。

皮肤过敏

皮肤过敏包括药物过敏、食物过敏、接触性过敏等。由于处在妊娠特殊时期，准妈妈先不考虑内服抗过敏药物，寻找并停止继续接触过敏原是关键。准妈妈可以先仔细回想这些细节：出现皮肤瘙痒的时间，什么时候瘙痒加重，什么时候有所减轻。然后根据不同的情况采取措施，如果瘙痒仍无法缓解且影响日常生活，则需求助医生。

● 准妈妈患阴道炎怎么治疗

阴道炎是许多女性的难言隐痛，发生阴道炎后，应在医生的指导下对症治疗。妇女在怀孕前最好做一次妇科检查，确定是否患有阴道炎。如果有阴道炎，应彻底治愈后再怀孕。因为在未孕期医生可以大胆用药，不用担心对胎宝宝有不良影响，而且未孕期的治疗效果要远远好于孕期。

女性在怀孕期间，激素水平升高，分泌物增加，阴道的酸碱度改变，阴道内的细菌也随着环境的改变而滋生，其中真菌性阴道炎在孕妇中最为常见。准妈妈一旦发现白带异常，应及时就诊治疗。

真菌性阴道炎为常见的阴道炎，多由白色念珠菌引起。外阴瘙痒或灼痛为其主要症状，急性期白带增多，呈乳凝块或豆腐渣样。它不仅可引起准妈妈瘙痒难忍，阴道分泌物增多，还会使胎宝宝通过产道时感染，引起"鹅口疮"。真菌性阴道炎的治疗首先应注意外阴清洁，避免交叉感染。可用碱性溶液，如2%～4%的碳酸氢钠或肥皂水冲洗外阴，改变阴道酸碱度，使其不利于真菌生长。阴道内置入达克宁栓或凯妮汀等栓剂，均可治愈阴道炎。孕期治疗阴道炎时禁止性生活，每日更换洗净、消毒的内裤。

PART

09

孕 9 月
胎宝宝随时有可能出来

第33周 准妈妈成了厕所常客

⚙ 准妈妈小课堂

　　此时准妈妈的身体负担变得更沉重，行动不方便，弯腰和下蹲都会感觉非常吃力，人也变得容易疲倦、浑身无力且懒于动弹。种种生理上的不适感，使准妈妈产生或多或少的焦躁情绪，盼望着早一点把宝宝生出来。当然，这可是急不得的事情，如果不及时排遣准妈妈的这种心理，会影响到胎宝宝的智力发育。

　　由于胎宝宝的成长，子宫逐渐变大，宫底的位置也逐渐上升，可能会压迫到胃部，准妈妈的胸口总像被顶住似的，造成食欲不振。

　　本周开始，胎动会逐渐减少，准妈妈会有尿频、便秘、腰酸背痛等感觉，此阶段也是准妈妈最容易出现产前忧郁症的时候。因此，准妈妈自身一定要特别注意两件事，即营养保健和情绪调节。

　　不少准妈妈在清晨起床后，发现头一天肿起来的脸、手、脚、腿或其他身体部位还是没消肿，这种情况要及时向医生反映，同时要特别注意水的摄入量。沉重的腹部会让准妈妈不愿意走动，并且感到疲惫，这些都是正常现象，但是为了能在分娩的时候更加轻松些，准妈妈还是要坚持每天散步。

🌸 胎宝宝小课堂

此时胎宝宝的头部已经开始下降，进入母体盆腔；胎宝宝已经长出了一头胎发，指甲也长到了指尖；胎宝宝的体重接近2千克，导致准妈妈的子宫显得很拥挤，胎宝宝的活动余地很小。

胎宝宝对于外界的声音，尤其是准妈妈的声音，会做出心跳速度变化的反应，对光照也有明显的反应，胎宝宝的意识开始萌芽。

🌸 妊娠33周准妈妈的营养重点

本周准妈妈可以吃一些营养丰富的食物了，如被营养学家称为"高价营养品"的海洋食物。它们富含脂肪、胆固醇、蛋白质、维生素A和维生素D，对胎宝宝眼睛、皮肤、牙齿和骨骼的发育非常有好处。据研究，海鱼中含有大量的鱼油，这种鱼油具有促进新陈代谢的特殊作用。海鱼还可以提供丰富的矿物质，如镁、铁、碘等元素，对促进胎宝宝成长有良好的作用。

除此之外，海洋动物食品还具有低热量、高蛋白的特点，因此准妈妈可以适当多吃。

🌸 妊娠晚期准妈妈的最佳睡眠姿势

妊娠晚期准妈妈每天中午最好有2小时的午睡时间，但不要睡得太久，以免影响晚上的睡眠。有研究表明，地球磁场对准妈妈的睡眠有一定影响，准妈妈采取头西脚东的睡眠方向比其他方向睡得更香、更甜，且婴儿的致畸率相对较小。妊娠20周后，子宫日益增大，盆腔左侧有乙状结肠，使增大的子宫不同程度地右旋。如果准妈妈取右侧卧位睡觉，增大的子宫会压迫腹主动脉，使子宫动脉压力降低，影响子宫及胎宝宝的供血，还会增加下腔动、静脉的压力，导致会阴静脉曲张和下肢水肿。取左侧卧位睡觉可减轻腹主动脉压力，改善准妈妈心、肺、肝、肾的血流量，保证胎盘的血流通畅，给胎宝宝供血。所以，孕晚期准妈妈以左侧卧位的姿势睡眠为好。

❀ 妊娠晚期准妈妈为什么会出现胃灼热

孕晚期，准妈妈没有了早孕反应，胃口好了，但是每餐后，总觉得胃部有烧灼感，有时烧灼感逐渐加重而成为烧灼痛，尤其在晚上，胃灼热很严重，甚至影响睡眠。这种胃灼热通常发生在妊娠晚期，分娩后消失。

孕晚期胃灼热的主要原因是内分泌发生变化，胃酸反流，刺激食管下段的痛觉感受器引起灼热感。此外，妊娠时巨大的子宫和胎宝宝都对胃有较大的压力，胃排空速度减慢，胃液在胃内滞留时间较长，也容易使胃酸返流到食管下段。

为了缓解和预防胃灼热，准妈妈在日常饮食中应避免吃得过饱，少食用高脂肪食物，不要吃口味重或油煎的食品，因为这些都会加重胃的负担。临睡前喝一杯热牛奶，是减轻胃灼热的好办法。特别需要注意的是，未经医生同意准妈妈不要服用治疗消化不良的药物。

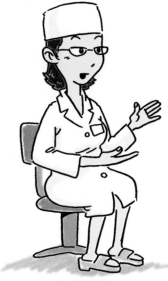

❀ 妊娠晚期准妈妈尿频怎么办

准妈妈小便次数增加一般有两方面的原因。一是由于怀孕后母体的代谢产物增加，同时胎宝宝的代谢产物也要由母体排出，因而大大增加了准妈妈肾脏的工作量，使尿量增加。二是由于妊娠晚期，胎宝宝的头下降进入盆腔，进一步压迫膀胱，使膀胱的容量减少，引起准妈妈小便次数增多，而且总有尿不完的感觉，这就是尿频。

有些准妈妈到妊娠晚期常出现尿频的现象，与母体肾虚、膀胱有热有关。此时如果准妈妈仅仅是小便多，但不伴有发热、腰痛、尿混浊等症状，均为正常现象，不需要特殊处理，等宝宝出生后症状自然会消失。

为了缓解小便多的现象，准妈妈可以适当控制水分和盐分的摄入量。为了避免在夜间频繁上厕所，准妈妈可以从傍晚时就减少喝水。如果排尿时出现尿急、尿痛及尿色异常，虽然是泌尿系统的症状，但不可大意，准妈妈要尽早请教医生，不要延误治疗时间。

妊娠晚期准妈妈为何会气喘

妊娠7个月后，由于增大的子宫使横膈升高压迫胸腔，导致准妈妈呼吸不顺畅，当准妈妈用力做事甚至讲话时，会感到透不过气来。分娩前1个月，当胎宝宝的头部进入骨盆时，气喘便可慢慢缓解。另外贫血也会引起气喘。

准妈妈感到气喘时，要多休息，夜晚睡觉时可多加一个枕头。如果准妈妈在上楼梯中途感到呼吸困难，就立即蹲下来，用手握住楼梯扶手，这样会有所帮助。

妊娠晚期准妈妈漏尿怎么回事

妊娠晚期，准妈妈大笑、咳嗽或者打喷嚏时，可能会有尿液漏出，这是由骨盆底肌肉的无力以及生长中的胎宝宝压迫膀胱引起的。

最好的解决办法是经常排小便，尽量控制水分和盐分。此外，还可经常进行骨盆底肌肉的锻炼，同时还要防止便秘，避免提重物。如果排尿时有疼痛或尿混浊时，准妈妈要及时找医生检查。

由于孕期分泌物增多，特别容易造成外阴局部感染，使膀胱和尿道受到细菌的威胁，因此准妈妈排完大便后要注意用净水清洗肛门。

第34周　超声波给宝宝拍写真

🌸 准妈妈小课堂

为预防妊娠期高血压，每个准妈妈都应定期到医院去做产前检查，如测量血压，检查小便。

准妈妈要密切注意是否出现浮肿，有无头痛，体重是否增加。如果发现舒张压超过90毫米汞柱（12.0千帕），同时出现较严重的水肿，有剧烈头疼、眩晕、呕吐、视力模糊、胸闷等症状时，准妈妈要及时到医院检查治疗。

由于胎宝宝的增大，准妈妈腹腔膨大，肠道受压，很容易发生便秘而诱发痔疮。因此，准妈妈应当多吃富含膳食纤维的绿叶、根茎类蔬菜，同时不要过多食用脂肪或淀粉类食品，以免胎宝宝肥胖而造成难产。

如果出现阵发性、规律性子宫收缩，大约10分钟一次，每次持续30秒，历时1小时左右没有缓解，无论是否临产，准妈妈应立即去医院就诊。

这一阶段胎动次数逐渐减少。但如果胎动次数减少到12小时未感觉到胎动，则提示胎宝宝可能在子宫内有缺氧的表现，准妈妈需要立即入院做吸氧等处理。在孕晚期，通常准妈妈的小腿、脚背及外阴等部位会出现静脉曲张，使准妈妈感到发胀、酸痛、麻木和乏力，严重时血液积聚成球状，血管壁变薄，极易破裂。一旦血管壁破裂将会血流如注，对准妈妈和胎宝宝都非常危险。

🌸 胎宝宝小课堂

本周胎宝宝继续迅速生长发育。产检时，医生可能会说，胎宝宝不在骨盆里或胎头高浮，说明胎宝宝还没有降入产道，但这种情况很快将会发生改变。在本周前后，胎宝宝的头和整个身体位置会在母体中下降，胎头进入准妈妈的骨盆中，称之为"入盆"，头入盆和身体下降是即将生产的标志。

🌸 绿豆是准妈妈的理想食品

绿豆中赖氨酸的含量高于其他食品。赖氨酸是人体必需的氨基酸，是合成蛋白质的重要原料，可以提高蛋白质的利用率，从而增进食欲和改善消化功能，可促进宝宝发育、提高智力、长身高、增体重，故被称为"营养氨基酸"。此外，绿豆还富含淀粉、脂肪、蛋白质、多种维生素及锌、钙等矿物质。

中医认为，绿豆味甘性寒，有清热解毒、消暑止渴、利水消肿之功效，是孕妇补锌及防治妊娠水肿的食疗佳品。因此，准妈妈不妨多吃由绿豆做的食品。

🌸 孕晚期准妈妈的心理问题

进入孕晚期以后，准妈妈的子宫已经极度膨大，各器官和系统的负担也接近高峰，因此，准妈妈的心理压力也比较重。

由于体形变化和行动不便，许多准妈妈会产生一种既兴奋又紧张的矛盾心理，从而导致情绪不稳定、精神压抑等心理问题，有的准妈妈甚至会因心理作用而自感全身无力、胸口憋闷、头晕等症状，即使一切情况正常，也不愿活动。

由于临近预产期，准妈妈对分娩的恐惧、焦虑或不安会加重，对分娩"谈虎色变"。有些准妈妈因对临产时如何应付，如有临产先兆后会不会来不及到医院等过于担心，稍有"风吹草动"就赶到医院，甚至在尚未临产、无任何异常的情况下，缠住产科医生要求提前住院。

🌼 孕晚期心理保健小课堂

克服分娩恐惧最好的办法是让准妈妈自己了解分娩的全过程以及其中可能出现的情况，对准妈妈进行分娩前的有关训练。许多地方医院或有关机构均举办了"准妈妈学校"，在怀孕的早、中、晚期对准妈妈及准爸爸进行教育，专门讲解有关孕产方面的医学知识，以及准妈妈在分娩时的配合方法。这可以有效地减轻准妈妈的心理压力和思想负担，帮助准妈妈做好孕期保健，及时发现并诊治各类异常情况。

分娩的准备包括孕晚期的健康检查、心理上的准备和物质上的准备。一切准备的目的都是希望母婴平安，所以，准备的过程也能对准妈妈起到安慰的作用。如果准妈妈了解到家人及医生为自己做了大量的准备工作，并且对意外情况也有所考虑，那么，她就不会有那么多忧虑了。

孕晚期，特别是临近预产期时，准爸爸应留在家中，使准妈妈心中有所依托。

准妈妈身体没有意外情况时，不宜提早入院。毫无疑问，临产时身在医院，是最保险的。可是，提早入院等待时间太长也不一定就好。首先，医疗设施的配备是有限的，而且医院不可能像家中那样舒适、安静和方便；其次，准妈妈入院后若较长时间不临产，会有一种紧迫感，尤其当看到后入院者已经分娩时，准妈妈会受到一定刺激。另外，产科病房内的每一件事都可能影响准妈妈的情绪，这种影响有时候并不十分有利。

所以，准妈妈应稳定情绪，保持心绪平和，安心等待分娩时刻的到来。医生没有建议提前住院的准妈妈，不要提前入院等待。

🌼 孕晚期应该做哪些检查

孕晚期每两周进行一次产前检查，最后1个月每周一次，如有产科合并症或并发症者，需至少每周一次产前检查。孕晚期产前检查包括：

常规检查

孕晚期常规的检查项目有：体重、血压、宫高、腹围、水肿检查、胎心多普勒听诊。体重是每次孕期检查的必测项目，通过检查准妈妈的体重可以间接检测到胎宝宝的成长。血压也是每次孕期检查的必测项目，血压高是妊娠期高血压疾病的症状之一，一般在妊娠20周以后会发生，它将影响胎宝宝的生长发育。所以每一次检查都要量血压，看是否在基础血压上有所升高。准妈妈的宫高、腹围与胎宝宝的大小关系非常密切。孕晚期通过测量宫高和腹围，可以估测胎宝宝的体重。所以，做产前检查时每次都要测量宫高及腹围，以估计胎宝宝在子宫内的发育情况，同时根据宫高妊娠图曲线了解胎宝宝在子宫内的发育情况，判断其是否生长受限或为巨大儿。怀孕后，尤其是怀孕20～24周以后，因为胎宝宝的增大和羊水的增多，宫体对下肢血管的压迫使下肢血液回流不畅造成脉压增高，准妈妈下肢容易出现水肿。这不是一种病症。但是水肿也是妊娠期高血压的表现之一，所以要区分清楚是妊娠期的水肿还是妊娠期高血压所引起的水肿。

化验检查

化验检查包括：尿常规和血常规（根据医生的建议）。进入产科检查后，每次检查都要进行尿检，检查尿液中是否有蛋白、糖及酮体，镜检红细胞和白细胞，其中蛋白的检测，可以提示准妈妈是否有妊娠期高血压等疾病的出现。有问题可根据情况及时处理。如有血尿，就需进一步检查是不是肾结石、膀胱结石等。

辅助检查

辅助检查包括：骨盆内诊、心电图、B超（妊娠36周左右）。骨盆内诊也叫阴道检查，主要是对宫颈、阴道、外阴进行检查，从外而内，先是看外阴，然后检查阴道和宫颈。阴道内的检查，主要看是否有湿疣、静脉曲张、阴道畸形、阴道横隔、阴道纵隔、双阴道等与分娩相关的情况。孕晚期需要医生测量准妈妈骨盆直径和胎宝宝大小，决定最终分娩方式。孕晚期B超检查主要看胎宝宝有没有脐带绕颈、胎宝宝的大小、胎盘位置及羊水量。

第35周　轻松对付"脐带绕颈"

❀ 准妈妈小课堂

　　此阶段胎宝宝的头开始逐渐下降到盆腔，准妈妈的胃部挤压得到缓解，准妈妈会感觉舒服一些，饭量也有所增加。本周，准妈妈的新陈代谢量会达到最高峰，同时，胎宝宝体内营养的储存速度加快，对准妈妈的营养摄入提出了新的要求。准妈妈在饮食方面要注意：增加蛋白质的摄入量，尤其是增加豆类和豆制品的摄入量；保证足够热量的供给；摄取充足的必需脂肪酸；摄取充足的水溶性维生素，多吃富含维生素的食物；补充足量的铁，多吃一些动物肝脏；配餐注重多吃一些含钙量丰富的食物。此外，准妈妈要避免食用热量过多、过高的食物，防止自身和胎宝宝体重增加过快，给分娩带来困难。

❀ 胎宝宝小课堂

　　这时的胎宝宝有完整的皮下脂肪，体态变得丰满可爱；脸、胸、腹、手、足部的胎毛逐渐稀疏，皮肤开始呈现出有光泽的粉红色，皮肤上的褶皱消失；内脏功能发育完全，肺部机能调整完成。若胎宝宝在此时出生，能够适应子宫外的生活。

孕晚期准妈妈更要注意按时用餐

用餐不规律不仅对胎宝宝没有好处，对准妈妈也同样没有好处。怀孕期间，胎宝宝完全依赖准妈妈来获得热量，如果准妈妈不吃饭，胎宝宝将得不到需要的营养，就会吸收准妈妈自身所储存的营养，使准妈妈的身体逐渐衰弱下去。如果准妈妈不按时用餐，这一顿不吃，下一顿吃得多，那么多余的热量就会转化为脂肪贮存起来。所以准妈妈要避免过饥或过饱，要按时用餐，并少吃零食。

脐带绕颈怎么办

脐带绕颈是胎宝宝较常见的情况，脐带内的血管长度比脐带长，血管卷曲呈螺旋状，而脐带本身由胶质包绕，有一定的弹性，一般绕颈一周，多不会发生意外。而绕颈多周时，由于胎动牵拉，导致脐带绕颈过紧，会引起胎宝宝缺氧，甚至死亡。此外，在临产时，随着宫缩的频繁，下降的胎头将缠绕的脐带拉紧，会造成脐带过短的情况，以致不能顺利分娩。通过B超检查可看到胎宝宝是否有脐带绕颈，缠绕周数越多越危险。因此，这时更需要勤听胎心，注意胎动，以便及时采取措施。发现脐带绕颈后，不一定都需要进行剖宫产，只有胎头不下降或胎心有明显异常（胎宝宝窘迫）时，才考虑是否需要手术。

准妈妈爱穿准爸爸的衣服

此时准妈妈的肚子越来越大，伴随着一系列适应性的生理变化，准妈妈常会有许多复杂而深刻的心理体验，在情感、兴趣、爱好和生活习惯等方面也会发生微妙的变化。例如准妈妈喜欢穿准爸爸的衣服，事实上这也是有原因的。

生理方面的原因

妇女怀孕后，子宫、乳房和全身其他器官会发生一系列生理性变化。首先是子宫的变化，在整个妊娠期间，随着胎宝宝的生长发育，子宫逐渐增大，从而使准妈妈的腹围急剧增大。其次，由于乳腺体的增生，准妈妈的乳房会明显膨胀，导致胸廓变化。另外，妊娠晚期出现的水潴留可引起准妈妈的体重剧增。所有这些变化直接影响准妈妈的体态和身形，原来婀娜的身姿变得臃肿肥腴。所以，大多数准妈妈喜欢穿宽大、松软的衣服，一则舒适且修饰身材，二则有利于胎宝宝的生长发育。

经济方面的原因

为了能使即将出世的小宝宝生活得更富足，许多家庭会尽可能节约部分开支。由于大部分孕妇装使用率较低，制作工艺简单，但价位却不低，所以准妈妈会临时穿准爸爸的衣服，这样既省事又经济。

心理方面的原因

妊娠、分娩既是一种生理现象，也是一种心理现象。怀孕使得准妈妈原有的生理结构和心理状态发生改变，自然就会表现出特殊心理发展时期的特殊心理。表现最为突出的是，依赖性增强，恐惧感增加。大多数准妈妈会变得脆弱、敏感，同时又富于幻想，在无外部刺激的情况下，时而出现心理亢奋，时而又会陷入虚幻的猜疑之中。有些准妈妈常常感到笨拙和乏味，这种心理状态对准妈妈和胎宝宝都是不利的。在这种情况下，准妈妈强烈希望别人把她们当成特殊保护对象，因此比平时更渴望得到爱，特别是来自准爸爸的关怀和爱抚。但由于种种原因，准爸爸不可能时时刻刻和准妈妈形影不离，一旦准爸爸不在身边，但只要穿上他的衣服，准妈妈就会感觉像依偎在准爸爸温暖的怀抱之中。穿准爸爸的衣服对准妈妈来说，不仅仅是为了方便、舒服，更重要的是可以从中得到爱的鼓舞和抚慰，可以帮助准妈妈保持一个好的心态。

❀ 准妈妈突然头痛怎么办

这期间，准妈妈突然出现头痛往往是子痫的先兆，尤其是有血压升高或严重浮肿症状的准妈妈一定不要忽视，这可能是患了妊娠期高血压，若不及时治疗，可能诱发抽搐，甚至昏迷，严重者危及母婴生命，所以准妈妈一旦出现头痛应立即去医院就诊。

第36周 警惕早产迹象

准妈妈小课堂

本周准妈妈身体已经相当沉重，腹部膨大到肚脐都变得向外膨突出来，连起居坐卧这些日常活动都会显得十分吃力。现在上下楼梯和洗澡的时候，准妈妈都要特别小心，注意安全，谨防滑跌。近阶段准妈妈的体能水平变化不定，大多数人会感觉到疲劳。这个月末，准妈妈可能会有疲惫与体力充沛的状况交替出现。体力充沛时，准妈妈可做一些必须要做的事，为分娩和产后作准备，但要注意不要劳累过度，要为以后保存一些体力。

胎宝宝小课堂

36周的胎宝宝身长约50厘米，体重大概2800克；心脏、肝脏、肺脏、胃、肾等器官已经发育成熟；皮下脂肪发育良好，全身呈现淡红色，皮肤上也没有了褶皱；体形圆圆胖胖的，手和脚的肌肉也很发达。胎宝宝的头进入到准妈妈的骨盆中，身体的位置稍稍下移，如果此时分娩，胎宝宝已经具备在体外独立生存的能力，存活率很高，而且哭声响亮，四肢活动有力，但吸吮力比较弱。脂肪沉积在胎宝宝皮肤表层下面，有助于胎宝宝保持均衡的体温，还能转换为能量。随着脂肪的不断储存，胎宝宝的手肘和膝盖处开始凹进去，在手腕和颈部四周形成褶皱。

此时胎宝宝仍然通过脐带吸收营养和排泄，因此其缓慢发育的肠胃系统在出生前不能发挥更大的作用。即使出生后，宝宝的肠胃系统在生理上仍不成熟，直到宝宝长到3~4岁时，才能完全发育成熟。妊娠36周后严禁性生活，因为这期间非常容易发生早产或感染；每周做一次产前检查，坚持接受复查，坚持监测胎心、胎动。

❀ 怀孕第9个月的营养需求

妊娠晚期，准妈妈每日需要70克蛋白质来满足胎宝宝生长、子宫增大、乳腺发育和血液增加的需要；需要钙1~1.2克，比平常多1倍，以满足胎宝宝骨骼的生长所需；需要铁18毫克以上，因为胎宝宝为了形成血液会吸收母体大量的铁。

应树立科学的营养理念

1. 热量均衡，摄取适量的优质蛋白质。

2. 营养全面，摄取怀孕时所需的维生素和矿物质。

3. 摄取充足的必需脂肪酸、亚麻油酸、次亚麻油酸，以帮助胎宝宝脑部的发育。

4. 摄取适量的纤维素，以促进肠道正常蠕动。

5. 摄取充足的叶酸，以减少胎宝宝神经管缺陷的发生。

应增加维生素的摄入量

孕晚期准妈妈需要充足的水溶性维生素，特别是维生素B_1，这是因为准妈妈需要维持良好的食欲与正常的肠道蠕动。妊娠晚期维生素B_1摄入不足，准妈妈容易发生呕吐、倦怠、机体无力，还会影响分娩时子宫收缩，使产程延长，分娩困难，发生危险。

此期间准妈妈对维生素的摄入量也有要求：每天维生素A需4200国际单位，维生素B_1需1.2毫克，维生素B_2需1.0毫克，烟酸需16毫克，维生素C需30毫克。

素食者应全面补充营养

纯素食者的准妈妈，尤其是在蛋白质需求量很高的临产时期，如果单以一种不完全的植物性蛋白质作为蛋白质来源，必定会缺乏某几种氨基酸，严重影响胎宝宝的生长发育。所以，素食者准妈妈的饮食中应包含多种不同的植物性蛋白质，这样可以使氨基酸的组成更全面。例如，谷类与豆类搭配，像黄豆糙米饭等；豆类与核果类或种子类搭配，像豌豆果仁饭等；也可以多种食物搭配，互相弥补各自的不足，像豆干腰果芝麻蔬菜饭，也可全面补充营养。

植物性蛋白质的食物来源

五谷类：糙米、胚芽米、小麦、米饭以及面食等。

豆类：黄豆、青豆、蚕豆等。准妈妈多吃大豆，则母乳中的DHA含量会增加。

面筋制品：面筋、面汤等。

核果类及种子类：腰果、芝麻、莲子等。

蔬菜：土豆、胡萝卜、莲藕、芋头等根茎菜。

❀ 怀孕第9个月的饮食原则

初产妇从有规律性宫缩开始到宫口开全，大约需要12小时。如果是准备自然分娩的初产妇，可准备易消化吸收、少渣、可口味鲜的食物，如面条鸡蛋汤、面条排骨汤、牛奶、酸奶、巧克力等食物，让产妇吃饱、吃好，为分娩准备足够的能量。若产妇吃不好、睡不好、紧张焦虑，容易导致疲劳，最终可能导致宫缩乏力、难产、产后出血等危险情况。

❀ 阳光胎教

妊娠9个月时，胎宝宝的视神经和视网膜尚未发育成熟，胎宝宝最喜欢的亮度是透过母体腹壁进入子宫的微弱光线。因此，这时准妈妈应该多让胎宝宝享受透过母体腹壁的阳光。在晴朗的日子里，准妈妈可以到公园或者郊外散步，散步时将手放到腹壁上，亲切地对胎宝宝说："宝宝，你知道现在的阳光是多么好吗？"适量的阳光和准妈妈温柔的声音，对胎宝宝来说是一种良性刺激。

❀ 触摸胎教

妊娠9个月后，由于胎宝宝的进一步发育，把手放在腹壁上便能清楚地触到胎宝宝的头部、背部和四肢，可以轻轻地抚摸胎宝宝的头部，有规律地来回抚摸胎宝宝的背部，也可以轻轻地抚摸胎宝宝的四肢。当胎宝宝感受到触摸的刺激后，会做出相应的反应。触摸顺序可由头部开始，然后沿背部到臀部至肢体，轻柔有序。触摸胎教最好定时进行，可选择在晚间8时左右进行，每次5～10分钟。在触摸时要注意胎宝宝的反应，记下每次胎宝宝的反应情况。

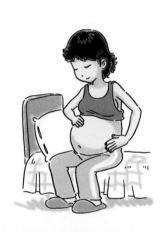
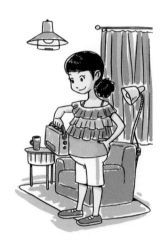

✿ 神奇的音乐胎教不可少

音乐胎教一般可分为两种。一种是准妈妈自己欣赏，条件不限：可戴着耳机听，也可不戴耳机听；可以休息听，也可以边做家务边听；还可以一边听一边唱。随着音乐的节奏准妈妈还可以想象胎宝宝欢快迷人的脸庞和体态，有意识地与胎宝宝进行感情交流。久而久之，准妈妈会觉得这是一种妙不可言的艺术享受。另一种音乐胎教是直接给胎宝宝听的，胎宝宝在16周时就已经具有听力，从这时起，可将录音机放在距离准妈妈腹壁2厘米处播放，每天定时播几次，循序渐进，以5～10分钟为宜，音量适中。准妈妈应取舒适的位置，精神和身体都应放松。进行音乐胎教时，准妈妈应与胎宝宝一起投入，而不能一边听一边做一些与此无关的事情。准妈妈可以经常哼唱一些自己喜爱的歌曲，把自己愉快的信息通过歌声传递给胎宝宝，与胎宝宝分享喜悦的心情。唱的时候准妈妈尽量使声音往上腹部集中，把字咬清楚，唱得甜甜的，一定会受到胎宝宝的喜爱。

PART
10

孕 10 月
世界，我来了

第37周　停止工作，安心待产

准妈妈小课堂

此时准妈妈应当稳定情绪，保持心绪平和，安心等待分娩时刻的到来。除非医生建议提前住院，否则准妈妈不必提前入院等待。

医生在产前检查时，会检查胎宝宝是否入盆，胎位是否正常，是否已经固定。如果胎位仍不正常，胎宝宝自动转为头位的机会很小，且医生也不能纠正时，医生可能会建议采取剖宫产，以确保母婴安全。

因为随时都有破水、阵痛、临产的可能，准妈妈应当避免独自外出、出门远行或长时间在外，最好留在家中等待分娩。

适当的活动仍然是准妈妈每天不可缺少的内容，但注意不要过度消耗体力和精力，影响到即将来临的分娩，营养、睡眠和体力三大要素都要保持充足。准妈妈要多留心，懂得临产前的生理征兆，积极做好出现急产等情况的充分物质准备，对可能出现的情况做到胸中有数。准妈妈要保持平和、宁静的心态，远离忧郁，并对宝宝出生后的养护知识有所了解。

胎宝宝小课堂

10个月的胎宝宝外表皮肤呈淡红色，皮下脂肪组织发育良好，无褶皱，胖而圆。胎宝宝现在会自动转向光源，称之为"向光反应"，这能使胎宝宝更好地了解周围环境。以心脏、肝脏为首的呼吸、消化、泌尿等器官已全部形成，若在此时分娩，胎宝宝已经可以在母体外独立生活。

此时的胎宝宝手脚肌肉发达，活泼好动，能高声啼哭，有强烈的吮吸反射，头盖骨变硬，指甲已长到超出手指尖，头发长2～3厘米。胎宝宝的心、肝、肺、胃、肾等内脏系统发育完成。

● 孕晚期准妈妈于何时停止工作

孕晚期，准妈妈的行动变得明显笨拙，有的准妈妈会坚持工作到预产期前一天，而有的准妈妈临产前很久就休假在家了。如何确定何时脱离工作，这要根据准妈妈的具体情况加以把握。

如果准妈妈长期在办公室工作，工作强度小，不需要外出奔波，工作环境相对稳定安全，则可以一直工作到预产期前一天。如果准妈妈在企业的车间或操作间工作，工作性质具有一定强度或需做一些体力劳动，则应该在预产期的前两三周申请调换工作岗位或申请休假。如果准妈妈从事服务性或商业性的招待、卫生、收款等工作，如每天需站立、行走4小时以上，或坐着工作超过8小时，也应该在预产期的前两周就申请休假。如果准妈妈从事的工作活动量非常大，或经常需要外出进行业务活动，那么应该在预产期前一个月申请休假。

对孕期内没有异常情况的准妈妈来说，什么时候脱离工作是因人而异的，只要把安全因素掌握好即可。如果准妈妈自己不好把握何时休假，可以咨询孕期检查的医生，把自己的工作环境、性质和劳动强度等信息告诉医生，请医生提出建议。

● 早期破水及预防

早期破水是指还没到分娩的时候发生胎膜破裂，此时准妈妈会突然感觉到有较多的液体从阴道排出。早期破水通常与细菌性阴道感染、羊水过多、胎宝宝异常、子宫颈内口松弛、多胎妊娠有关。早期破水对胎宝宝最主要的危害是脐带脱出、感染、早产、胎盘早期剥离。有一些准妈妈在发生高位胎膜小破口的破裂后，胎膜的破裂处会自己愈合，准妈妈不必过分担心。预防早期破水的方法主要是定期到医院接受产前检查，预防阴道炎和其他妇科炎症的发生。同时准妈妈要保持膳食的平衡，摄入充足的维生素C和维生素D；怀孕最后1个月不可有性生活；如果是多胞胎，要多卧床休息，避免过度劳累和对腹部的冲撞。

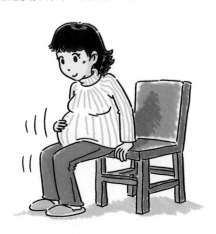

孕晚期乳头护理的注意事项

产妇哺乳时常常会因为婴儿吸吮导致乳头皲裂或乳头凹陷而放弃哺乳，其实，妊娠晚期做好乳头的护理，可以使产后哺乳相对顺利。

每日用温开水清洗乳头和乳晕，以去除乳痂。

每次在清洗完乳房和乳头后，在乳头和乳晕表面涂上一层油脂，或经常用水或干毛巾擦洗乳头，增加皮肤的坚韧性，以便以后经得起婴儿的吸吮而不易破损和皲裂，减少乳腺感染和哺乳困难的情况发生。

如果准妈妈的乳头为内陷型，则在妊娠晚期应该积极纠正，以利于分娩后婴儿正常吸乳。通常可以一手托起乳房，另一手手指拉住乳晕部，向外牵拉乳头，分别向上下左右四个方向转动或捻动。若能坚持一段时间，乳头内陷可以得到纠正。但是牵拉乳头时动作要轻柔，以免引起反射性子宫收缩，导致早产。

孕晚期乳房保健的注意事项

乳房既是女性的第二性征，也是产后婴儿的饮食来源。为了保证婴儿出生后能吸吮到充足的母乳，妊娠晚期准妈妈要加强对乳房的护理。

每日用温开水清洗乳头及其周围皮肤褶皱，以增强乳头表皮和根部皮肤的韧性，避免哺乳时发生皲裂和感染。

按摩乳房。将按摩油涂在乳头和乳房上，轻轻按摩，使乳头皮肤增厚并富有弹性，乳房皮肤光滑，帮助促进乳腺导管的发育。按摩后，将按摩油洗去，涂润肤露于乳头和乳房上。

结实乳房。由于怀孕期间乳房脂肪沉积、乳房增大，容易造成产后乳房松弛。为减轻产后乳房松弛下垂，可以在乳房上做胸部按摩，每周一次，令乳房和胸肌增强收缩力。

佩戴合适的胸罩，以减少对乳头的刺激，保证乳房美丽、健康。

贴心小提示

禁用丰乳霜或减肥霜

很多爱美的准妈妈会使用丰乳霜或减肥霜。事实上这是非常错误的做法。因为丰乳霜或减肥霜含有一定的激素或药物成分，产前使用会对产后哺乳造成影响。

准妈妈应保持乳房的常态，穿合身的内衣。孕期的乳房会有些变形，但准妈妈切忌滥用各类霜、乳来维持或修复乳房的形状，否则结果可能恰恰相反。事实上，妇女在哺乳后，乳房形状会适当地自我修复，到时注意穿衣和多吃些丰乳食物即可。

第38周　我叫"不紧张"

准妈妈小课堂

随着预产期的临近，准妈妈会表现得焦虑。焦虑是一种以情绪异常为主的精神症状反应，表现为怀疑自己的能力、夸大自己的失败、忧虑、紧张、失望不安、依赖性强、独立性差、睡眠障碍、注意力不集中等。准妈妈的焦虑是在不良情绪的基础上发展起来的，主要是对产痛、难产、胎宝宝畸形等可能来临的事件有一种固执的担心和害怕。孕后期的焦虑症会使准妈妈坐立不安，使消化功能和睡眠质量受到影响，长期焦虑甚至会引发某些疾病。所以准妈妈要适时排解孕后期的焦虑症。

临近产期，准妈妈除了仍要小心翼翼地做好自身保健和胎宝宝保健外，还要做好临产前的准备，包括思想上的准备和物质上的准备。

胎宝宝小课堂

大约有85%的胎宝宝在预产期前后两周内，或稍早或稍晚出生。现在母体和胎宝宝已经进入临产阶段。

几种消除分娩时肌肉紧张的方法

分娩对女性来说是生命的一个里程碑，也是最激动人心的时刻。但是，分娩也是一种极其痛苦的过程。分娩时心理紧张及生理上的疼痛常常导致产妇出现肌肉紧张，并进一步加重分娩疼痛，延缓产程进展。

原本疼痛时立即出现的"肌肉紧张"，经过多次练习可以在阵痛来临时转化为"主动肌肉放松"。

消除分娩时肌肉紧张的方法

呼吸放松	专心呼吸可转移对疼痛的注意力，并且可使氧气与二氧化碳浓度在体内保持平衡。
腹式呼吸	腹式呼吸可以增强腹部肌肉，用于分娩第一程的阵痛发作时，具有缓和痛苦的作用。具体方法如下：仰卧，两腿轻松分开，膝盖稍微弯曲。双手拇指张开，其余四指并拢，放在下腹部。两手拇指约位于肚脐的正下方。深深地吸气，使下腹部膨胀起来。当腹部膨胀到最大限度时，再慢慢地吐气，使下腹部恢复原状。如此反复地"膨胀"、"吐气"。
胸式呼吸	宫缩接近时，用胸式呼吸法往肺里吸满八成气。当宫缩最剧烈时，屏气3~4秒钟，向肛门方向用劲。接下来，边用劲边将吸入的气呼出。
短促的呼吸	这是分娩第二程终了之际，放松腹部，使胎宝宝头部缓缓露出所需要的呼吸法。
音乐放松	音乐可以缓解焦虑，减少肾上腺素的释放，所有这一切都有助于加速分娩的进程。产妇在产程中利用音乐吸引注意力将会取得非常好的效果。如果听到的音乐是平时进行放松训练时一直使用的曲子，那么无论何时听到它，身心都会获得自动的放松。
伸展训练	产前用该训练锻炼骨盆四周及骨盆底的肌肉力量，有助于增加骨盆四周、骨盆底的关节韧带的弹性，更利于胎宝宝通过产道，对准妈妈产后康复和体形恢复也非常有益。

● 妊娠晚期会出现的情况

妊娠晚期，准妈妈接近分娩，因而会出现一些有别于妊娠早、中期的情况，应有所准备，并能恰当处理。

1.阴道内有少许血性黏液，称之为"见红"。这是由于随着分娩的临近，子宫下段不断拉长，宫颈发生变化，子宫下段及宫颈内口附近的胎膜与子宫壁分离，毛细血管破裂出血的结果。此为分娩先兆，通常出血量很少，表明分娩将在24~72小时内发生。准妈妈应注意保持外阴部卫生，及时到医院检查处理，确认是否为分娩先兆。

2. 阵发性腹痛。妊娠晚期，子宫敏感性增加，准妈妈常常感觉腹部会有阵发性紧绷感，但通常无明显疼痛。随着产期的临近，子宫阵发性收缩的强度逐渐增强，准妈妈开始有腹痛感，腹痛的频率也增加，当达到每5分钟一次，每次持续30秒时，表明准妈妈正式临产。

3. 尿频。妊娠晚期尤其是接近临产的那段时间，由于胎宝宝先露部下降，压迫膀胱，使准妈妈出现尿意。所以，妊娠晚期准妈妈出现尿频，也是临产的先兆。

4. 阴道突然有大量液体流出，似尿液，持续不断，时多时少，这可能是胎膜早破。胎膜破裂后，上行性感染的机会增加，脐带脱垂危险增大。这时候准妈妈要平卧，抬高臀部，由他人用担架或救护车及时送入医院。为防止感染，局部应使用消毒会阴垫。

5. 头痛、眼花、血压突然升高，甚至有准妈妈出现昏迷或抽搐。这是妊娠期高血压的表现，可以危及准妈妈及胎宝宝的生命安全，应及早就诊。

6. 阴道出血，无腹痛，这可能是由胎盘位置异常引起的，如前置胎盘。伴有腹痛的出血可能是由胎盘早期剥离引起的出血。这都是妊娠期严重危害准妈妈和胎宝宝的并发症，应立即就诊。

7. 胎心率过快或过慢。胎心率每分钟160次以上或120次以下，不规则，或胎心减弱，说明胎宝宝有危急情况，应立即入院处理。

8. 胎动次数逐渐减少。通常胎动不可少于6次/2小时。如果胎动次数减少或12小时未感觉到胎动，这可能是胎宝宝官内缺氧的表现，准妈妈应立即入院处理。

临产前的营养要求

准妈妈应多吃新鲜的瓜果蔬菜，这些食物可确保准妈妈对维生素A、维生素C以及钙和铁的需求。另外，准妈妈要多吃粗粮，少食精制的米、面，因为玉米、小米等粗粮中的B族维生素和蛋白质比大米和面中的多；多吃谷类、花生等，因为这些食物中含有大量易于消化的蛋白质、B族维生素和维生素C、铁和钙等；每天可加食1～2个鸡蛋，因为蛋类中含有丰富的蛋白质、钙、磷和各种维生素；多晒太阳，使母体产生多种维生素D，以保证胎宝宝骨骼生长的需要；注意多补充微量元素，如锌、镁、碘、铜等，动物类食品、豆类、谷类、蔬菜中含有铁、锌、铜等，海味食品中含碘量高。

● 能清火的食物并不是都可以多吃

很多人认为苦瓜味苦，准妈妈为清火可多吃。苦瓜的营养价值的确很高，其中含有多种营养成分，富含维生素B_1，具有清暑、养血益气、补肾健脾、滋肝明目之功效。但由于苦瓜内含有奎宁，奎宁会刺激子宫收缩，可能引起早产或流产。所以有人主张，准妈妈不宜吃苦瓜。虽然奎宁在苦瓜中的含量很少，准妈妈适量吃点并无大碍，但是，为了慎重起见，准妈妈还是少吃苦瓜为好。

贴心小提示

预产期一到就会生吗？

胎宝宝在母体内发育的平均时间为280天，即40周。但有调查资料显示，大约只有5%的准妈妈恰好在预产期那一天分娩，而80%左右的准妈妈是在预产期前两周或预产期后两周的时间范围内分娩。一般来说，月经周期较短（23～26天）的准妈妈，实际分娩日大多在预产期前，相反，月经周期较长（超过30天）的准妈妈，实际分娩日大多在预产期后。

第39周　是不是宝宝要出来了?

● 准妈妈小课堂

养胎、安胎进入最后阶段。本周，准妈妈应当尽量减少外出活动，可以适当增加一些轻松的室内娱乐活动，哪怕每天在家里来回踱一踱步，也是有益的运动。

准妈妈容易在孕期吃得太多、太好，而运动又太少，造成摄入和消耗不均衡，导致超重。超重不仅会使准妈妈妊娠并发症发病率增高，不利于胎宝宝成长，还会增加分娩时的困难，产后难以恢复，因此准妈妈要及时调整饮食结构，进行合理营养调配。

● 胎宝宝小课堂

本周胎宝宝的体重会继续增加，其中包括脂肪的储备，可帮助孩子在出生后进行体温调节。此时胎宝宝身体各器官都已发育完成，肺是最后一个发育成熟的器官，通常是在宝宝出生后几个小时内肺才建立起正常的呼吸方式。

越接近足月，胎盘越成熟，回声越不均匀。如果胎盘位置检测过低，就有可能堵住宫颈口，影响正常的分娩。胎宝宝在母体子宫内的最后几周，继续从准妈妈的血液、脐带、羊水里吸取生存最重要的物质——抗体，抗体能够给宝宝提供免疫力，对抗许多疾病。

● 增加产力的饮食宜忌

临产时，由于宫缩阵痛，有的准妈妈不吃东西，甚至连水也不喝，这是不好的。临产相当于一次重体力劳动，准妈妈必须有足够的能量供给，才能有良好的子宫收缩力，等宫颈口开全时才有体力把孩子分娩出来。如果准妈妈进食不佳，后果是极为严重的。为了孩子及自己的健康，临产时准妈妈注意饮食是很有必要的。

那么，临产时准妈妈吃什么好呢？这是每位准妈妈及其亲人非常关心的问题。此时，一阵阵的宫缩痛会影响准妈妈的胃口，所以准妈妈应学会在宫缩间歇期进食的方法。根据准妈妈自己的爱好，可选择蛋糕、面汤、稀饭、肉粥、藕粉、点心、牛奶、果汁、苹果、西瓜、橘子、香蕉、巧克力等多种食物，在每次宫缩间歇期进食，少食多餐，并补充机体所需要的水分，可饮用果汁、糖水及白开水等。

需要注意的是，此时准妈妈既不可过于饥渴，也不能暴饮暴食。有些准妈妈认为"生孩子时应多吃鸡蛋长劲"，于是便一顿猛吃十几个鸡蛋，这种做法常常适得其反。因为人体吸收营养并非是无限制的，当摄入过多营养时，"超额"部分的营养就会经肠道及泌尿道排出；还会加重胃肠道的负担，可能引起消化不良、腹胀、呕吐，甚至更为严重的后果。通常，准妈妈每顿吃1～2个鸡蛋就足够了。

临产期间，由于宫缩的干扰及睡眠的不足，准妈妈胃肠道分泌消化液的能力降低，蠕动功能也减弱，摄入的食物从胃排到肠里的时间也由平时的4小时增加至6小时，极易存食。因此，临产时准妈妈最好不要吃难以消化的油炸或肥肉类等油性大的食物。

● 临产前感冒怎么办

临产前由于准妈妈身体免疫能力有所降低，抵抗力会相应减弱，很容易感冒。这时胎宝宝虽然基本上已发育完全，但容易发生早产，所以准妈妈在此时患感冒会增加新生儿的死亡率。因此，准妈妈要预防感冒的发生，要注意营养，多吃富含维生素C的食物，还要多注意休息，不要太劳累，并且尽量少到公共场所活动，以免传染上感冒。

如果准妈妈已经患上轻度感冒，仅仅是打喷嚏、流鼻涕和轻度咳嗽，只要用一些维生素C、感冒冲剂对症治疗，一般都能很快治愈；如果是发高烧，剧烈咳嗽，就应及时到医院就诊。

准妈妈在妊娠期间服用某些抗菌药物会损害胎宝宝，例如，在妊娠晚期过多服用链霉素，会引起新生儿的听力障碍；大量服用氯霉素，会使新生儿患上以呼吸不全、发绀、腹胀等为特征的"灰色综合征"，氯霉素还可引起新生儿造血功能的抑制；磺胺类药，可以在胎宝宝体内积聚，促使胆红素的游离，从而造成核黄疸。中草药类的感冒药副作用少而且疗效好，所以感冒时准妈妈可以选用板蓝根感冒清热冲剂等。

❀ 食姜饭、饮姜茶为生产打气

准妈妈在临盆前可常吃姜饭或饮用姜茶，使生产时更有力气。准妈妈产后阳气虚，容易在生产时入风，所以，产前或坐月子期间，食姜饭、饮姜茶都有助于祛风，减少患感冒的机会。

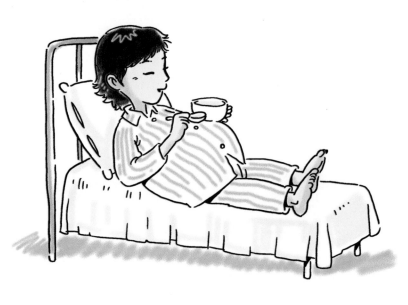

准妈妈临产情绪胎教

对于分娩，不少准妈妈感到恐惧，烦躁不安，甚至惊慌。这种情绪既消耗分娩体力，造成宫缩无力、产程延长，又会对胎宝宝的情绪带来较大的刺激。其实，分娩几乎是每位女性的一种自然功能，是一种十分正常的自然生理过程，是每位母亲终生难忘的时刻。胎宝宝在准妈妈肚子里由一个微小的细胞发育成3000克左右的成熟胎宝宝，最终勇敢地穿过产道投奔到外面精彩的世界里来。在分娩过程中，母体产道产生的阻力和子宫收缩与帮助胎宝宝前进的动力相互作用，给准妈妈带来不适，这是十分自然的现象。然而，准妈妈的承受能力、勇敢心理，也会传递给即将出生的孩子，是孩子性格形成的最早期的教育之一。此时准妈妈应尽量做到心情放松，配合医生的指导，为孩子的顺利出生创造条件。

临产前聊天胎教

快临产时，准妈妈可与胎宝宝聊聊如何出世的话题。胎龄9个月时，胎宝宝到了瓜熟蒂落的时候，不想再待在"宫"里了，准妈妈和准爸爸也盼着与宝宝早日见面。准妈妈应该和胎宝宝沟通一下，协同作战，顺利分娩。准妈妈可以对胎宝宝说："宝宝，你就要离开妈妈的身体到这世界上来了，妈妈和爸爸很想早日见到你，你一定要和妈妈配合好，勇敢地走出来。"准爸爸可以贴近准妈妈的肚皮说："宝宝，爸爸妈妈非常欢迎你，时刻等待你降生，你看，爸爸给你准备了床、衣服和被子，还有你的玩具，出来吧，全家都欢迎你。"

第40周 天使即将降临

准妈妈小课堂

在预产期前后两周左右，准妈妈随时都可能临产。所以，准妈妈和准爸爸应该把需要的东西准备好，一旦临产征兆出现后，能做到"拎包就走"，免得手忙脚乱。最好到准妈妈一直做产前检查的医院分娩，不要临时变动，否则，别的医院不了解情况，遇到意外会不利于处理。

胎宝宝小课堂

第40周时，胎宝宝的内脏和神经系统功能已经健全，手和脚的肌肉发达，富有活力，脑细胞的发育基本定型。胎宝宝的感觉器官和神经系统可对母体内、外的各种刺激做出反应，胎宝宝能敏锐地感知准妈妈的思考，并感知准妈妈的心情、情绪以及对自己的态度。40周的胎宝宝称为足月胎儿或成熟儿，此时胎宝宝已发育成熟，能很好地脱离母体，独立生活。

产前均衡营养，储备能量

进入孕期最后的加油阶段，准妈妈的胃部不适会有所缓解，食欲也有所增加，因此营养的摄取是足够的，准妈妈只要调整情绪，正确饮食即可。

　　为了储备分娩时消耗的能量，准妈妈可适当吃些富含蛋白质、碳水化合物等能量高的食物，最好选择少食多餐，保证食物的消化和吸收及营养全面。准妈妈应尽量避免在外就餐，要保证食物的干净和卫生，因为若不小心食物中毒或腹泻都会对胎宝宝造成不良的影响。此时胎宝宝的发育已基本成熟，准妈妈应该停服钙剂和鱼肝油。准妈妈可多吃些蔬菜和水果，保证产前充足的营养。

● 妊娠晚期准妈妈做动静操

　　在此期间做动静操的目的是锻炼腹肌的力量，使准妈妈在分娩时有力量将胎宝宝从产道推出。

　　动静操共有3节。第1节是腹式呼吸操：平卧位，双手轻轻放在肚子上，肚子鼓起，吸气3秒钟，屏气1秒钟，再呼气3秒钟，肚子还原；第2节是胸式呼吸操：平卧位，双手轻轻放在肚子上，吸气3秒钟，胸廓外扩，然后屏气1秒钟，再呼气3秒钟，胸廓复原；第3节是腹肌锻炼操：平卧位，双腿分开，膝向上弯曲，双手抱膝，稍用力4秒钟，腿放下，停10秒钟再进行。以上3节动静操，上、下午各做4次。

● 准妈妈临产前体力准备

　　分娩前，准妈妈每天都会感到几次不规则的子宫收缩，经过卧床休息，宫缩就会很快消失。这段时间，准妈妈需要保持正常的生活和睡眠，吃些营养丰富、容易消化的食物，如牛奶、鸡蛋等，为分娩准备充足的体力。

睡眠休息

　　分娩时体力消耗较大，因此分娩前准妈妈必须保证充足的睡眠时间，午睡对分娩也很有利。

生活安排

　　接近预产期的准妈妈应尽量不外出，但也不要整天卧床休息，可做一些力所能及的轻微运动，有利于助产。

临产5忌

临产时应尽量避免以下几个不利因素：

忌怕

有的准妈妈由于缺乏分娩常识，对分娩有恐惧感。其实，这种顾虑是不必要的。在现代医疗技术条件下，分娩的安全性大大提高，成功率也接近100％。

忌急

部分准妈妈在分娩上是"急性子"，未到预产期就焦急地盼望早日分娩。其实，预产期有一个活动期限，提前两周或延后两周都是正常的。

忌粗

少数准妈妈粗心大意，到了妊娠晚期仍不以为然，还乘车、船长途旅行，由于舟车劳顿，导致在途中意外分娩，威胁母婴生命。

忌累

临产前，准妈妈的活动量应相应减少，工作强度也应相应减弱。临产前如果准妈妈的精神或者身体处于疲惫状态，将影响顺利分娩。正确的做法是产前一周休息，保持体力。

忌忧

准妈妈由于生活或者工作上的困难，或遭遇意外不幸等，临产前精神不振、忧愁、苦闷，特别是有些准妈妈的长辈盼子心切，向准妈妈施加无形的压力，给准妈妈造成沉重的心理负担，这也是造成分娩困难的重要诱因之一。

产前的注意事项

怀孕10个月时，胎宝宝随时都有要出来的可能。由于胎宝宝入盆，胎位下降，准妈妈自我感觉有点轻松，但这时候是等待分娩的关键时期，准妈妈要注意以下几点：

1. 注意安全，避免腹部受伤及压迫。

2. 准妈妈要尽可能每天洗澡，清洁身体，准备随时可能出现的分娩。洗澡时要用淋浴和擦浴，要特别注意外阴卫生。

3.准妈妈要保持睡眠充足，以积蓄体力。

4.准妈妈要注意预产期，以免分娩时措手不及，还可以知道怀孕是否过预产期，如果超过预产期过久将对胎宝宝不利，必须请医生帮助娩出胎宝宝。

过期妊娠及自我监测

妊娠超过预产期2周（怀孕超过42周）称为过期妊娠，发病率为8%～10%。过期妊娠可导致胎盘老化，出现退行性改变，使绒毛间隙血流量明显下降，供应胎宝宝的氧气和营养物质减少，使胎宝宝不再继续生长；还可导致羊水量减少，严重时胎宝宝会因缺氧窒息而死亡，且羊水量过少对分娩不利。准妈妈在接近预产期时应到医院进行产前检查，如果超过预产期2周仍未出现宫缩，应到医院进一步检查并行引产。准妈妈和家人应自我监测胎宝宝情况：每日早、中、晚各检测胎动次数1次，每次1小时，3小时胎动次数总和乘以4得出12小时内的胎动次数，如果12小时内的胎动次数少于10次，提示胎宝宝可能缺氧；胎宝宝的正常心率为110～160次/分钟，高于或低于此数值都提示胎宝宝可能缺氧，如发现胎心率低于110次/分钟时，可能表示胎宝宝窘迫，须立即到医院做胎心监测。

不要随便注射催产针

有人认为，只要足月就可以打催产针让孩子快点出生，这是错误的。

催产针是产科医生常用的催产素，它能增强子宫收缩，如应用恰当，确有催生作用，但若使用不当则对准妈妈和胎宝宝都不利，严重时可威胁母婴生命。催产素可使子宫收缩过强或不协调，使胎宝宝在子宫内缺氧窒息。宫缩不协调，不但不能使分娩加快，反而会使分娩停顿。

催产素还可能引起子宫破裂。当胎位不正或骨盆狭窄时，用了催产素后，即使子宫收缩很强，但由于骨盆小或胎位不正，胎宝宝还是无法通过产道，最后导致子宫破裂。

因此，注射催产针之前，一定要检查清楚准妈妈的骨盆大小、胎位情况。如果用药3～4小时后，分娩仍无进展或胎宝宝缺氧，应根据医生建议考虑剖腹产。

准爸爸40周陪护必修课 "爱"在宝宝出生前

💙 第1周：准爸爸的情绪引导很重要

在准妈妈怀孕前后，准爸爸应经常关心和体贴准妈妈，不仅在家务劳动和饮食起居上帮助和照顾准妈妈，还应注意准妈妈的思想和情绪，及时给予适宜的开导或具体问题的帮助，从实际事务的处理上和心理认识上去做好准妈妈的工作。

💙 第2周：准爸爸不要一味地让准妈妈休息

准妈妈怀孕了，准爸爸理所应当特别关心她。但有些人认为准妈妈活动越少越好，吃得越多越好。家务活儿全包下来，什么也不让准妈妈干，甚至有的准爸爸还不让准妈妈上班，担心被挤着、被碰着。事实上，准妈妈活动过少，体质会变弱，会增加难产的发生率，并不利于母婴健康。

💙 第3周：准爸爸要帮助准妈妈预防感冒

怀孕期间准妈妈很容易感冒，因此准爸爸应帮助准妈妈预防感冒，多给准妈妈吃一些富含维生素C的蔬菜和水果，如苹果、橘子、草莓、红枣、番茄等；多陪准妈妈外出散步，呼吸新鲜空气，促进血液循环，保证强健的机体免疫力，以抵抗感冒细菌的侵袭。

第4周：准爸爸要注意生活细节

准妈妈需要生活在安静、舒适的环境中，不宜经常有强烈的噪声刺激。所以，准爸爸要尽量保证室内光线明亮柔和，并且干净、卫生。此外，准爸爸还要戒烟戒酒，节制房事，提醒准妈妈注意劳逸结合。

第5周：鼓励准妈妈进食，克服孕吐反应

大多数准妈妈有妊娠反应，准爸爸应鼓励准妈妈克服恶心、呕吐等反应，坚持进食，做到少食多餐，多食清淡、易消化的食物，多吃富含蛋白质、碳水化合物、维生素的食物，如蛋类、蔬菜、水果、牛奶及豆浆等。

第6周：贴心话语保持准妈妈良好情绪

准妈妈保持良好的情绪，对胎宝宝的健康生长发育以及顺利分娩都非常有利。有时候，准妈妈的情绪变化会让准爸爸很难忍受。特别是孕早期，准妈妈可能脾气和心情都不太好，这就要求准爸爸尽量理解、包容，并随时递上几句贴心话，如"老婆，你受苦了"等，使准妈妈保持良好的心情。

第7周：给准妈妈讲个笑话吧

准爸爸可与准妈妈开开适度的玩笑，幽默风趣的话会使准妈妈的感情更丰富；陪准妈妈观看喜欢的影视剧；让准妈妈与亲人们多多聚会；让准妈妈参与社交生活；陪准妈妈作短途旅游等；在准妈妈心情不好时，要多开导、安慰她，尝试一切方法让她快乐起来。

第8周：警惕准妈妈出现腹痛

此时准妈妈容易出现腹痛，准爸爸应多加注意，应及早带准妈妈去看产科

医生，排除病理性腹痛，以免引发不良后果。若不是病理现象，只是孕期生理现象，不需要进行特殊治疗，但准爸爸要对准妈妈多加呵护，如走路时提醒她不要突然加快脚步，不要走远路，以免使子宫圆韧带牵拉子宫引起疼痛。

♥ 第9周：为了准妈妈和胎宝宝，继续戒烟戒酒

如果准爸爸是一位烟民，在准备要孩子的半年前最好戒烟。准妈妈怀孕后，更不可以让她生活在"烟雾"里。因为香烟对胎宝宝的毒害实在是太大了，而且这时的准妈妈很容易因为闻到异味而引发孕吐，因此准爸爸最好戒烟戒酒。

♥ 第10周：深深爱着你，我的"野蛮妻子"

准妈妈这是怎么了？变得小气、娇气、爱哭，完全不像以前那样温柔、娴静。作为准爸爸，需要认识到这是准妈妈怀孕后必然出现的现象。体内激素的分泌易导致准妈妈情绪波动，此时更加需要准爸爸的关爱、体贴、迁就，准爸爸应用像大海一样的胸怀来包容准妈妈，这也是对未来宝宝的爱护。

♥ 第11周：做准妈妈的"开心果"

胎宝宝的发育需要适宜的环境，除生理需要外，胎宝宝还需要一些与精神活动有关的刺激和锻炼。准爸爸要适当调节准妈妈的情绪，多给准妈妈讲讲笑话，分享工作上遇到的趣闻，将准妈妈的担心和忧虑一一化解。

♥ 第12周：藏在惊喜里的爱

准妈妈有孕了，并忍受着种种不适，准爸爸是不是应该经常犒劳准妈妈呢？如果准妈妈发现下班回家的准爸爸给自己带回一份礼物，这种意外的惊喜

会给家庭增添一份其乐融融的柔情蜜意。带给准妈妈的礼物不需要多贵重，只要表达出准爸爸对准妈妈的一份心意即可。

❤ 第13周：为人夫，为人父

身为准爸爸，需要拿出为人夫、为人父的宽厚和豁达大度，多包容和理解正值孕期的准妈妈，在日常生活中多关怀她、迁就她，多分担家务劳动，为准妈妈按摩酸痛的腰背和颈肩。事情虽小，关爱却深，既能使夫妻感情融洽，又对胎宝宝有利。

❤ 第14周：让准妈妈享受有你陪伴的快乐

准爸爸应尽量多陪准妈妈，如陪她一起读孕产书籍，欣赏音乐，到户外走走，这样会使准妈妈心情愉快，心里充满爱意和甜蜜。准妈妈的这种情感会随时传递给胎宝宝，使胎宝宝在爱中茁壮成长。

❤ 第15周：理解万岁

女性的情绪活动具有较高的兴奋性，她们易激动或会对刺激做出反应，容易接受暗示，并对自己的健康格外关注。因此，女性心绪不佳时，经常会表现为躯体不适感。妊娠期准妈妈神经内分泌的改变及身体变化，会使其女性的特征性心理表现更为明显。作为准爸爸，应充分理解准妈妈心理上的改变。

❤ 第16周：准爸爸要多学习育儿方法

准爸爸要多增加育儿方面的知识储备，例如照顾孩子的科学方法，育儿的技巧，早期教育的实施方法，这样能让准妈妈感到幸福和踏实，还会让准妈妈和胎宝宝都更健康快乐。

第17周：准妈妈在你眼里永远都是最美的

除了陪准妈妈多看一些能激发母婴情感的书籍或影片外，准爸爸要多与准妈妈谈论胎宝宝的情况，千万不要评论准妈妈的外貌变化，那样做会让准妈妈有怨恨胎宝宝的情绪。因为妊娠反应、妊娠负担或肚子变大影响了准妈妈的外貌、体形，使其不再如孕前那么靓丽。

第18周：为准妈妈测腹围

准爸爸应该从本周开始每周为准妈妈进行腹围测量。通常准妈妈的腹围在妊娠18~24周时增长最快，到妊娠34周后，腹围增长速度较慢，若此期间准妈妈的腹围增长过快，应警惕羊水过多等。

第19周：多陪准妈妈散步

准爸爸应每天抽出时间陪准妈妈散步。散步的场所要选择噪声少、尘土少，最好是有树的地方，有利于呼吸清新空气。陪准妈妈散步的时间可以固定在晚饭后、睡觉前这段时间，注意避开车辆高峰期，因为汽车尾气对准妈妈和胎宝宝都会产生不良影响。

第20周：准爸爸的陪伴很重要

有些准爸爸有很多应酬，通常回家很晚。现在准妈妈怀孕了，准爸爸的生活应该相应做一些调整，尽可能在下班后直接回家，陪准妈妈一起吃饭、散步、聊天、去野外散心，了解和分享她的感受；还应该经常买些小礼物送给准妈妈，感谢她辛苦孕育宝宝；平常准妈妈购物时，准爸爸应陪同一起去，既可以让准妈妈感觉到关爱，又可以帮她拿些重物，避免准妈妈过度劳累。

第21周：为准妈妈选一双好鞋

准爸爸在为准妈妈选购鞋子时必须注意鞋跟要低，鞋头要宽，这样有利于准妈妈脚部的血液回流到心脏，从而预防下肢水肿。准爸爸还须留意鞋底是否防滑，由于准妈妈的身体日渐沉重，很容易因失去平稳而摔倒。

第22周：小细节最暖心

有些孕妇装，特别是孕妇裙，都在背后安装拉链。行动越来越笨拙的准妈妈想要自己拉好拉链是很吃力的，系鞋带也同样有难度。这时如果准爸爸主动上前帮准妈妈的忙，一定会让她心情大悦。准爸爸要主动，千万别总是等准妈妈要求时才做。

第23周：准妈妈的膳食要既营养又均衡

怀孕5个多月的准妈妈，每日的膳食中必须保证摄入钙1.5毫克，维生素A300国际单位，胡萝卜素6毫克，维生素C100毫克。因此现在作为家里大厨的准爸爸，应为准妈妈合理安排膳食，多做一些瘦肉类、鱼虾类食物，当然各种蔬菜是每餐必不可少的，这样就可以使准妈妈获取全面的营养，保证母体和胎宝宝的健康。

第24周：控制情绪，绝不吵架

准爸爸要时刻注意控制自己的情绪，保持情绪稳定。遇到任何不愉快的事情，准爸爸都不要随便发脾气，处处避免准妈妈受到不良的精神刺激。准妈妈心情不好时，准爸爸应给予耐心的解释、安慰，并经常陪她到户外散步，观花赏景，听听音乐，以保持其体内、外环境平衡，使准妈妈始终处于轻松愉悦的气氛之中。

♥ 第25周：让准妈妈做她喜欢的事

准妈妈在妊娠中期也许会常发脾气，这是一种自我保护的心理状态，此时她对准爸爸的兴趣明显降低，性欲减弱，性生活减少，脾气增大。对于这些，准爸爸要多给准妈妈一些理解和体谅，尽量多照顾她的情绪，在日常生活中应多做家务，照顾好准妈妈的饮食起居。

♥ 第26周：做个全能好丈夫

准爸爸要经常主动地提供富有营养并适合准妈妈口味的食物。准妈妈怀孕期间，准爸爸应戒烟戒酒，防止烟酒的气味对胎宝宝产生不利影响；搞好家庭清洁卫生，消除家里的一切污染，保持室内空气清新；多承担一些家务劳动，以减少准妈妈对日常家务琐事的操劳，在体力上和精神上减少消耗。

♥ 第27周：爸爸的声音

胎宝宝更容易听到爸爸的声音。准爸爸如能定时和准妈妈一起给胎宝宝抚摸、对话，对胎宝宝的发育大有裨益。育儿专家提醒，准爸爸与胎宝宝的沟通可对胎宝宝出生后智力的发育起到不可忽视的作用。

♥ 第28周：帮准妈妈进行适度按摩

准妈妈马上就要进入孕晚期了，腹部迅速增大，会很容易感到疲劳，有的准妈妈还会出现脚肿、腿肿、静脉曲张等状况。准爸爸在孕晚期要更加体贴准妈妈，可帮准妈妈进行适当的按摩，以缓解疲劳。

♥ 第29周：准爸爸帮助准妈妈提高睡眠质量

一般来说，准妈妈每天至少应保持8小时睡眠，并且要注意睡眠质量，睡得越沉、越香越好。准爸爸要提醒准妈妈注意以下事项：睡前2小时内不要大量吃喝，不要饮用刺激性饮品，睡前不要做剧烈运动，避免过度兴奋、劳累；用温水泡泡脚或冲个热水澡，并排空膀胱。孕育宝宝应做到"有难同当"，准爸爸可以陪准妈妈聊聊天，或者为她做一些按摩：用双手食指推抹准妈妈前额30次左右，或用拇指推擦准妈妈太阳穴50次等。

第30周：准爸爸的抚摸很重要

胎宝宝与父母之间是相互依恋的。抚摸是准爸爸与胎宝宝沟通的一种非常好的方式，既可以刺激胎宝宝的触觉，又能促进胎宝宝感觉器官及大脑的发育。抚摸胎宝宝还会给一家三口带来无穷的乐趣。在抚摸胎宝宝的同时，夫妻可以一边谈心一边和胎宝宝轻轻说话，让胎宝宝感受到一种温馨的家庭氛围。抚摸可以选择在晚上睡觉前进行，准妈妈仰卧、放松，准爸爸将双手放在准妈妈腹壁上抚摸胎宝宝，从上往下，从左至右，反复10次。

第31周：准爸爸要给胎宝宝提供刺激和锻炼

胎宝宝的生长发育需要一个适宜的环境，更需要各种刺激和锻炼，所以一些与精神活动有关的刺激和锻炼对胎宝宝非常重要。准爸爸可与准妈妈开适度的玩笑，或让准妈妈与久别的亲人重逢等，使准妈妈的感情更丰富。总之，让准妈妈的情绪出现短暂的、适度的变化，为胎宝宝提供丰富的精神刺激和锻炼。

第32周：做准妈妈的心理治疗师

随着妊娠晚期的临近，准妈妈的情绪会越来越差，经常失眠，成天头脑昏昏沉沉，胃口不好，浑身乏力，而且会开始有数不清的担心。准爸爸的关爱和鼓励可以帮助准妈妈缓解抑郁情绪。

第33周：准爸爸要耐心听准妈妈的倾诉

到了孕晚期，准妈妈可能会睡眠减少，一夜醒好几次。她反复折腾时会把准爸爸吵醒，这时准爸爸千万不要发脾气，而是应该坐起来陪她聊聊天，听听音乐。怀孕期间准妈妈常多梦，而这些梦总与怀孕、孩子性别有关，准爸爸要认真听她倾诉，也要积极回应她的猜想，并且安慰她，无论男女都喜欢。

第34周：出发！采购宝宝用品

此时准爸爸应同准妈妈一起去挑选最合适的摇篮，在宝宝房间贴上最可爱的墙纸，购买奶瓶等宝宝需要的物品，一定不要错过共同享受、互相陪伴的乐趣和互相依偎的安静时光。

第35周：准爸爸要帮助准妈妈午睡好

准妈妈大都有午睡的习惯，但随着腹部的增大，准妈妈午睡越来越困难，质量也越来越差，这就需要准爸爸帮忙了。在睡觉前准爸爸可以给准妈妈念一些故事和小笑话，这样不但有助于准妈妈放松心情，还有利于胎宝宝成长，使准妈妈在很短的时间内进入睡眠状态。

第36周：准妈妈就是你的"女皇大人"

思想压力大，情绪烦躁不安，生理上的不适感，行动举止的不便，种种不适让准妈妈此刻十分难受。准爸爸需要充分体谅和关心准妈妈的这种特殊情况，从精神上、体力上、物质生活上多支持和关爱她。

第37周：为准妈妈坐月子做好准备

此时准爸爸和准妈妈可以事先讨论产后坐月子的安排。不管是选择何种坐月子的方式，准爸爸都必须学习如何照顾妻子和宝宝，以减轻准妈妈的心理负担。

❤ 第38周：做好"战前"准备

临产时间越来越近，身为一家之主，准爸爸在孕晚期应当做好"战前"准备：临近生产，多为准妈妈做腿部及腰部按摩，鼓励和增加准妈妈顺利生产的自信心，与准妈妈一起准备生产和婴儿用品。因为准妈妈随时会有早产的可能性，准爸爸要把自己的行踪告诉准妈妈，以便随时都可以联系到自己。提前确认到医院所需要的时间、交通状况，最好能实地勘察，走一走，试一试。

❤ 第39周：提前做好备忘录

到安排好家事的时候了，因为从现在起，准妈妈随时可能突然出现临产征兆而住院。物质准备要做得充足一些，有备无患、有益无害。不要因为突发情况，使自己和家人措手不及。

临产时，准妈妈因为分娩前阵痛来临，有可能因为生理疼痛和心理紧张，很难清楚地表达自己的状况。此时，作为准爸爸，需要及时给医生通报临产准妈妈相关的内容。

❤ 第40周：陪准妈妈一起"战斗"

作为一家之主的准爸爸，不仅要周到地呵护准妈妈和胎宝宝，更加需要用自己的乐观、大度、临危不乱的胸怀，来影响母婴双方。临近分娩，准妈妈难免会有些急不可待，这时候，准爸爸要尽量劝慰、安抚准妈妈，陪她愉快地度过妊娠期最后一段时光。

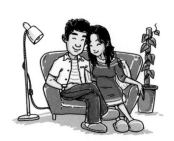

怀孕，
我想知道的

封面设计 段 瑶

插图绘制 头脑工厂工作室

　　　　　 赵 珍